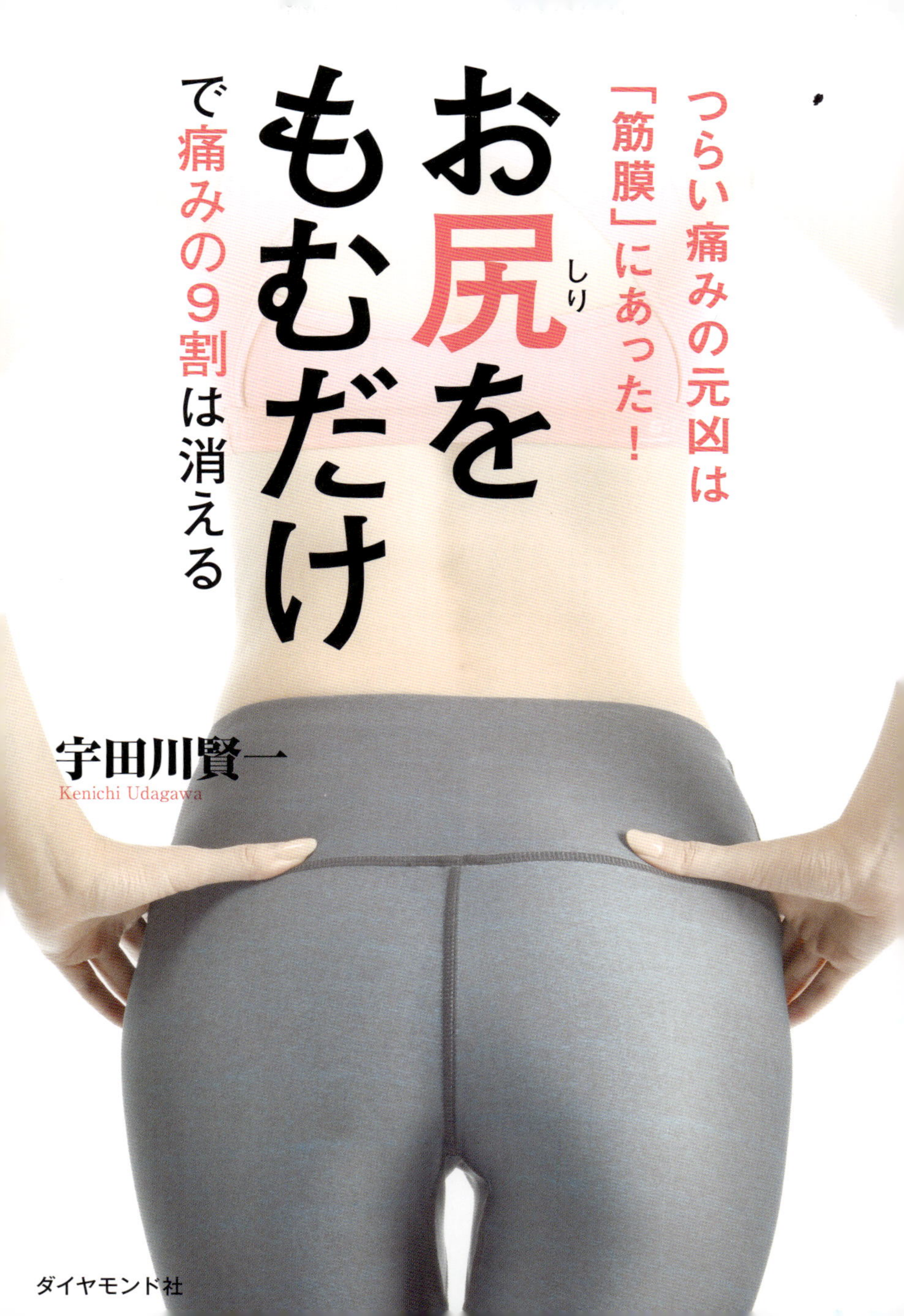

つらい痛みの元凶は
「筋膜」にあった！

お尻《しり》をもむだけで痛みの9割は消える

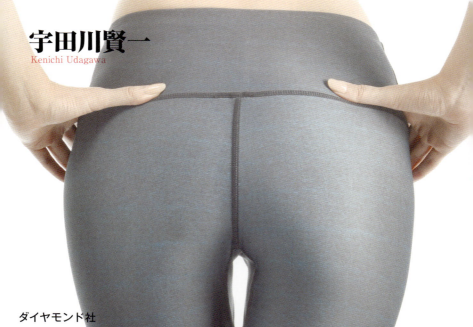

宇田川賢一
Kenichi Udagawa

ダイヤモンド社

痛み・コリ・しびれなどの問題を解決する鍵は、「筋膜」にあった！

痛み・コリ・しびれなどの様々な症状は、体の中にある**「筋膜《きんまく》」**という組織が大きく関係しています

この「筋膜」という言葉、初めて耳にされる方も多いのではないでしょうか。それもそのはずで、医療の分野でも、これまで「筋膜」の重要な役割と機能は、あまり知られていなかったからです。そのために、治るはずの症状がなかなか治らなかったと言っても過言ではありません。

たとえば、腰が痛いからと患部に湿布を貼ったり、電気を当てたり、注射を打ったりしても、痛みの根本は解消されていないのです。

様々な治療や施術を受けたにも関わらず、なかなか症状が改善せず悩まれている方は、まだまだたくさんいらっしゃると思います。

その問題を解決する鍵が「筋膜」に隠されています

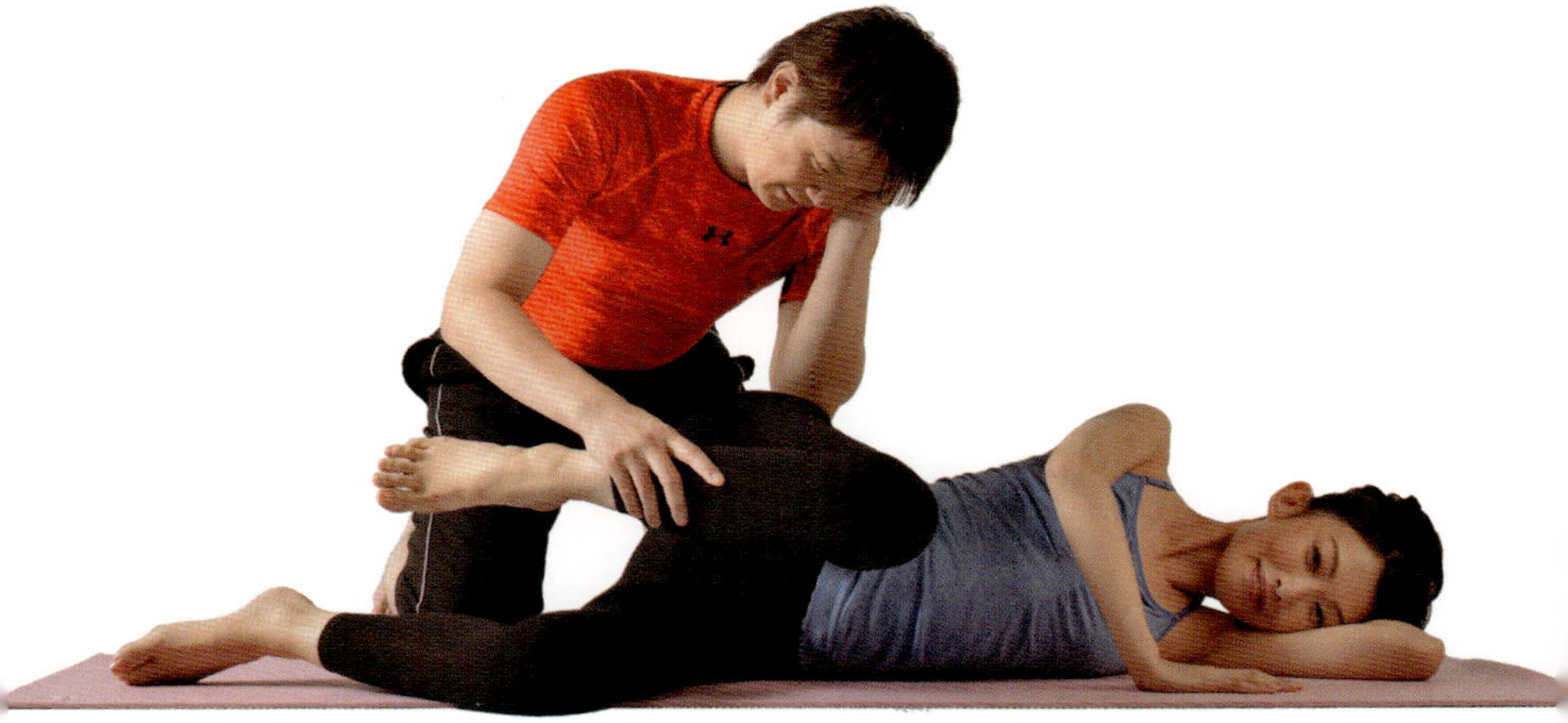

「筋膜コンディショニング」は、本来はこのような形で治療師が患者さんに施術して行うものですが、本書では「お尻の筋膜コンディショニング」を自分で手軽にできる方法を紹介していきます。

「筋膜」には、どんな役割や機能があるのか？

「筋膜」とは、私たち人間のカラダの中にあるコラーゲン線維（膠原線維《こうげん》）の薄い膜のことです。

筋膜は、私たちのカラダの中、頭のてっぺんから足のつま先まで、ほぼ全身のいたる所に網の目のように張りめぐらされていて、様々な役割と機能を果たしています。

実は、私たちのカラダは筋膜の張力（引き合う力）によって支えられています。

筋膜には、主に以下の3つの役割があります。

❶カラダを支えている役割

❷カラダを形づくっている役割

❸カラダを繋《つな》げている役割

（詳しくは本文70ページ参照）

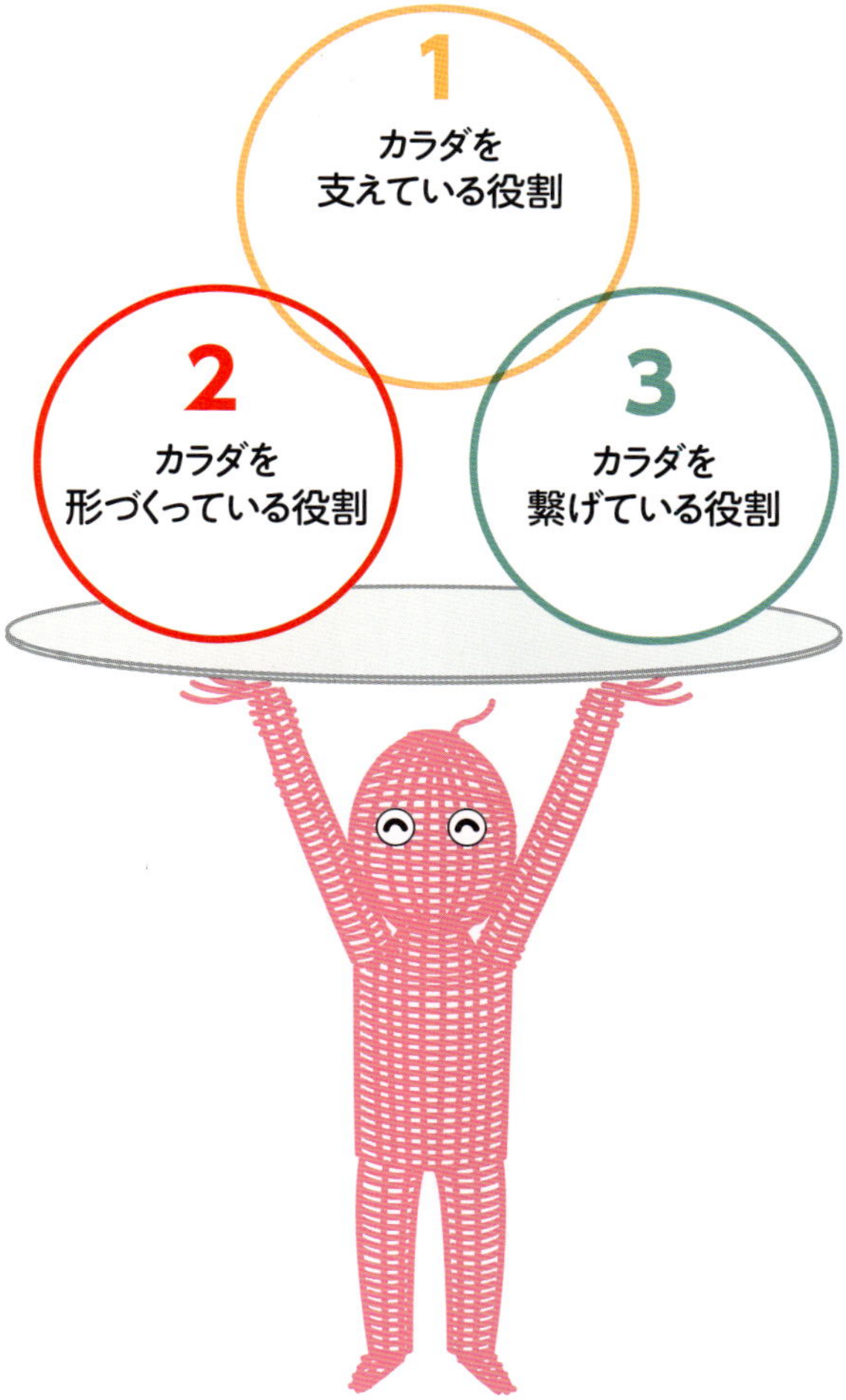
1
カラダを
支えている役割
2
カラダを
形づくっている役割
3
カラダを
繋げている役割

「お尻の筋膜の歪《ひず》み」が、さまざまなカラダの不調を引き起こす

長時間の同じ姿勢、使い過ぎ、運動不足などでカラダに負担がかかると、筋膜がくっついたり、縮んだり、固まったりしてしまいます。

すると、筋膜の３つの役割と機能に不具合が生じ、カラダに、歪み・痛み・こり・しびれなどが表れてくるのです。

全身の筋膜の中でも、とくに**「お尻の筋膜」**には、デスクワーク、立ち仕事、スポーツなど、日常生活での負担が知らず知らずのうちにかかり続けています。

これが、腰痛・ひざ痛・冷え・むくみなど、全身の様々な症状を引き起こす要因となっているのです。

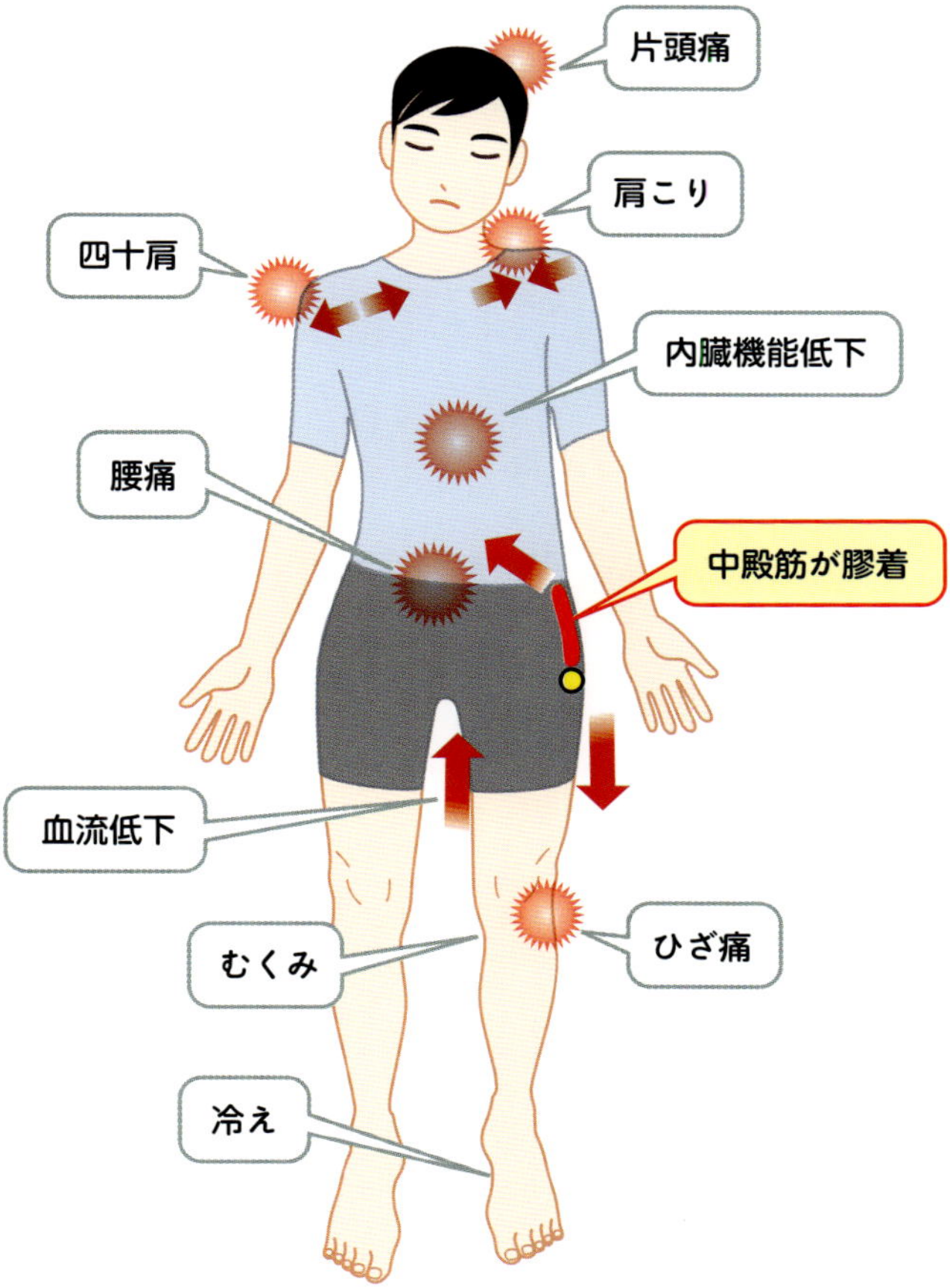
片頭痛
肩こり
四十肩
内臓機能低下
腰痛
中殿筋が膠着
血流低下
ひざ痛
むくみ
冷え

「お尻の筋膜コンディショニング」が、あなたのカラダを変える！

「筋膜コンディショニング」で筋膜のバランスを整え、カラダが持っている本来の構造と機能を取り戻していくと、様々な症状が改善していきます。

腰痛、ひざ痛、冷え、むくみ、肩こりなどの悩みをお持ちだった多くの方が、「筋膜コンディショニング」による施術を受けて、短期間で症状を解消され喜ばれています。

全身にある筋膜の中でも、とくに重要なのが、お尻です。

本書で紹介する1日5分自分でできる「お尻の筋膜コンディショニング」を実践すれば、あなたは今までとは違うカラダの変化を得ることができます。痛みやこりから解放されて、毎日を笑顔で明るく過ごすことができます。

さあ、「お尻の筋膜コンディショニング」で、あなたのカラダのベストコンディションを取り戻していきましょう！

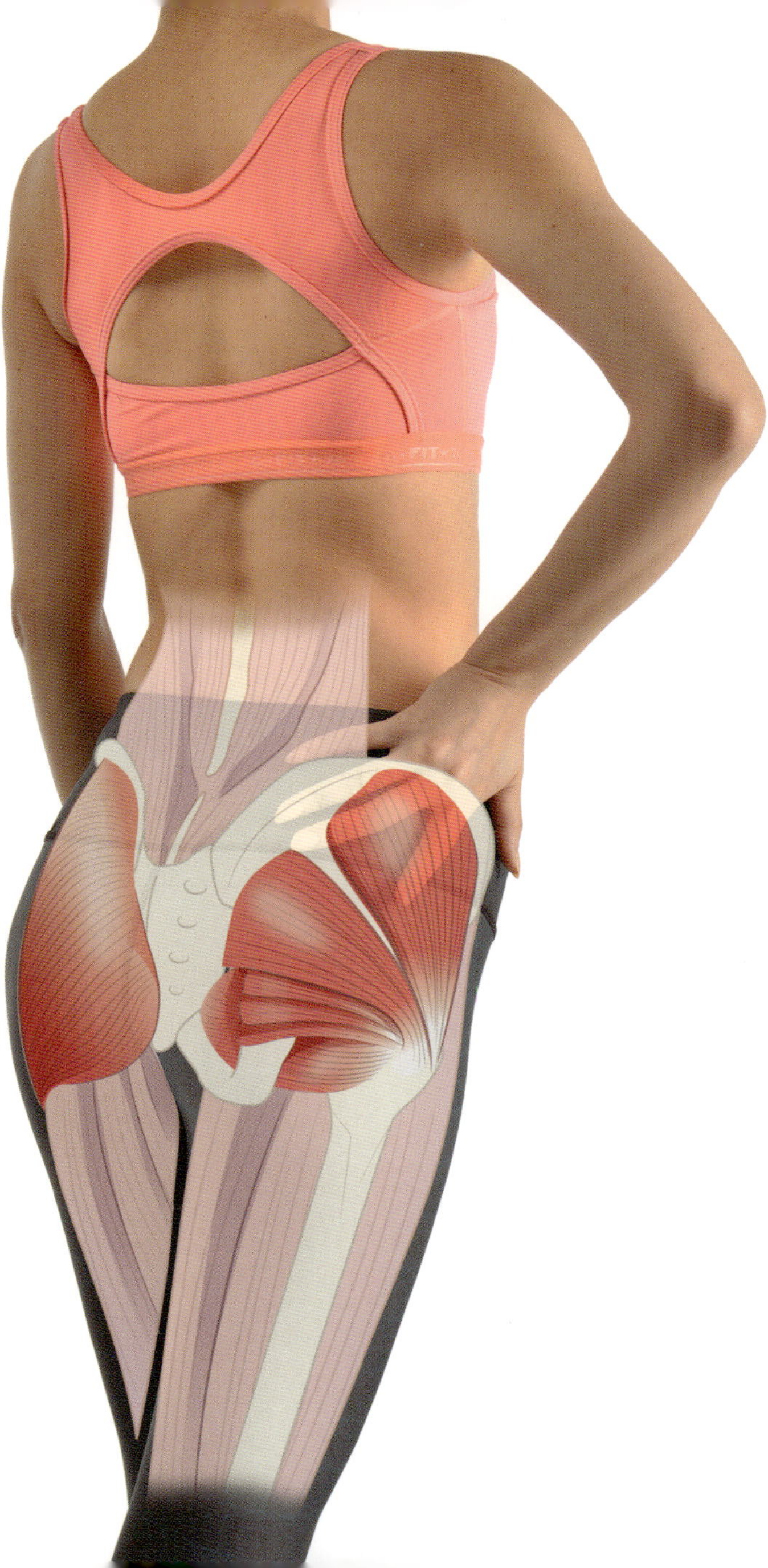

まえがき

あなたのお尻はガチガチに固まっている

赤ちゃんのお尻。プニプニしていて柔らかい整ったお尻。誰もがみんなそうでした。

ところが…。

私たちは上半身を起こし二本足で立ち上がります。

地球の重力とのバランスを取り続けながら生きていかなければなりません。

上半身を支え、下半身とのバランスを取る重要な役割を果たしているのが「お尻」です。そのため、「お尻」には、つねに負担がかかり続けています。

そうして数十年の時を経ていくうちに、あなたの「お尻」は次第に固くなっていくのです。

お尻は感覚の鈍いところなので、固まっていることに気づかないでいるかもしれま

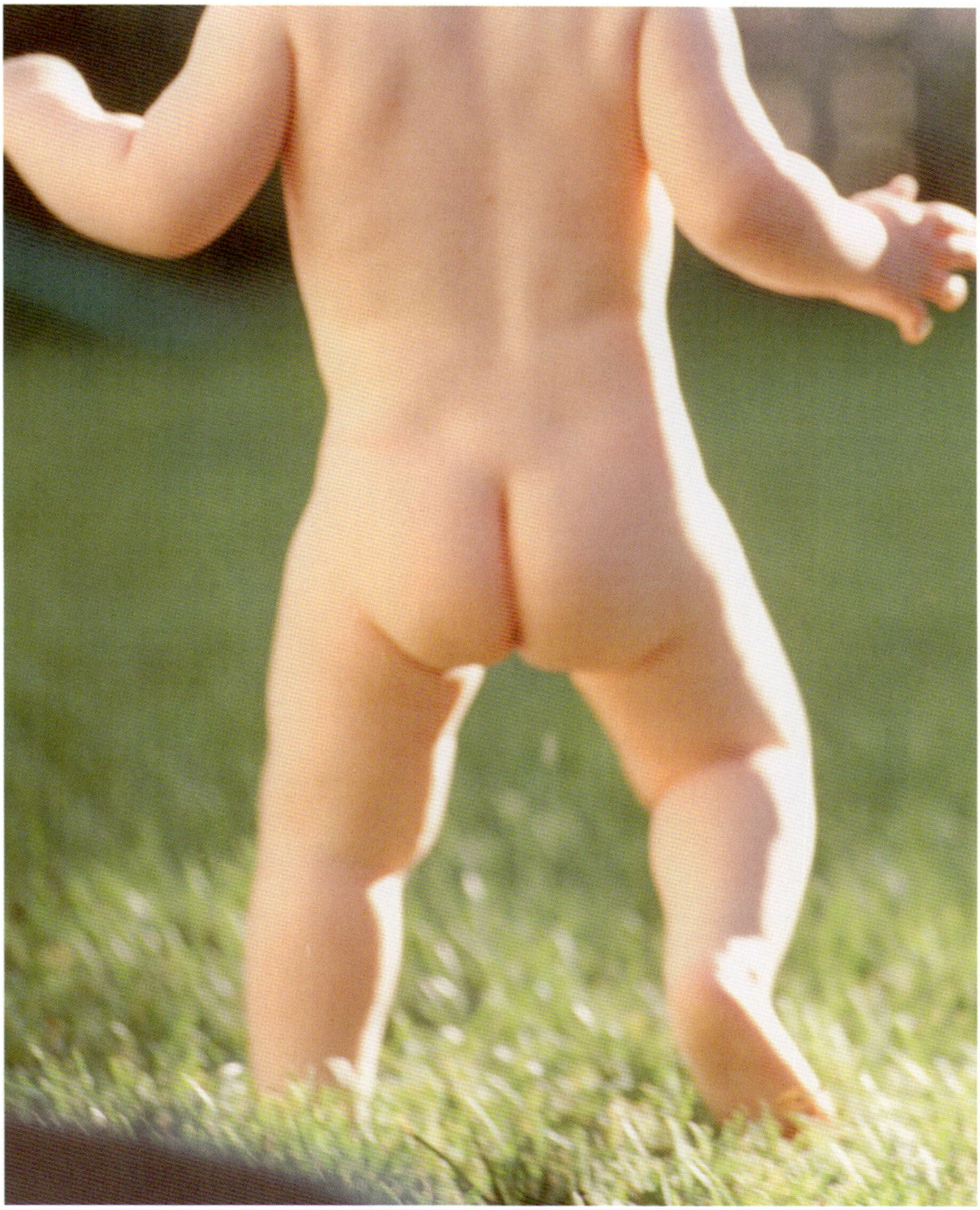

せん。お尻は脂肪が多いところなので、柔らかいものだと思いこんでいるかもしれません。

でも、あなたのお尻はガチガチに固まっています。

お尻の固さは自然に取れることはないので徐々に蓄積されていきます。これがカラダの機能を低下させる原因になっているのです。

腰痛、ひざ痛、冷え、むくみ、肩こりなどのなかなか治らない症状の原因は、「お尻」にあります。

私は13年前から筋膜にアプローチする施術を行ってきました。

現在は赤坂にある治療院で年間のべ１２００人の方たちの施術を行っています。

様々な治療を受けてきたにもかかわらず、なかなか治らない症状に悩んでいた多くの方が、私の治療院にたどり着き症状を解消されています。

なぜ、なかなか治らなかった症状が解消されていったのでしょうか？

それは、**痛みなどの症状の出ている場所ではなく、痛みなどの症状を引き起こしている原因にアプローチしたから**です。

実は、**腰痛、ひざ痛、冷え、むくみ、肩こりなどの多くの症状の原因は、知らず知らずのうちに固まってしまったお尻の筋膜にあります。**

筋膜という言葉を初めて聞く方もいらっしゃるかと思います。

本書では、筋膜とは何か、筋膜がカラダにとってどれほど重要なものかをわかりやすく説明していきます。

筋膜がどういうものか知ることで、今までの常識に対する誤解が解けて、痛みや不調の本当の原因を理解することができるでしょう。

それだけでも、今悩まれている症状の不安感も和らぐはずです。

筋膜は頭から足の先まで全身つながっているのですが、そのなかでも、**お尻の筋膜は全身への影響力が強い重要なところ**です。

お尻の筋膜は、カラダの大切な土台である骨盤を支えています。そのため、**お尻の**

筋膜が固まってしまうことで、カラダ全体の歪みが引き起こされたり、カラダの離れた部位が影響されたりして、様々な症状が引き起こされてしまうのです。

このようなお尻の筋膜がどのようにカラダに影響するかも、本書で詳しく説明していきます。

今まで、お尻にしっかりとアプローチするような施術を受けたことがある方は、まずいないでしょう。だから治らなかったといっても過言ではありません。

お尻の筋膜をゆるめることで、多くの症状が改善します。ぜひ、あなたも本書で「お尻」と「筋膜」の秘密を解き明かして、痛みと不調を解消していくための正しいアプローチを学んでいきましょう！

宇田川賢一

２０１６年９月

Contents

痛み・コリ・しびれなどの問題を解決する鍵は、「筋膜」にあった！──002
「筋膜」には、どんな役割や機能があるのか？──004
「お尻の筋膜の歪《ひず》み」が、さまざまなカラダの不調を引き起こす──006
「お尻の筋膜コンディショニング」が、あなたのカラダを変える！──008

まえがき──010
あたなのお尻はガチガチに固まっている

PART 1
お尻をもめば元気になれる！

STEP① お尻もみで元気になろう！──020
STEP② お尻スライド法
❶立ってバージョン──022
❷座ってバージョン──028
❸寝てバージョン──031

STEP③ お尻ラックス法
❶仰向け足4の字法――034
❷足組み倒し法――036
STEP④ お尻もみボールグリグリ法――038
STEP⑤ お尻フト法――040
STEP⑥ 骨盤の歪みをチェックしよう！――043
筋膜コンディショニング体験コラム①
筋膜コンディショニングのおかげで、ヒザの痛みが消えた――050
Column❶ あなたはどのタイプ？――042

PART 2 筋膜を整えれば不調はなくなる

① なかなか治らない症状で悩んでいませんか？――052
② 痛いところを治そうとしているから治らない――054
③ 医学の歴史の中で見過ごされ続けてきたもの――058
④ 痛みの元凶は筋膜に隠れている――062
⑤ 気づかずに何十年!?　隠れていた痛みの元凶――066
⑥ 筋膜の役割❶　カラダを支える――070
⑦ 筋膜の役割❷　カラダを形づくる――074

⑧ 筋膜の役割❸　カラダを繋げる――077
⑨ お尻には痛みの元凶がたくさん潜んでいる――080
筋膜コンディショニング体験コラム②
ゴルフのやり過ぎで始まった腰痛が劇的に改善された　083
Column❷ 五感を研ぎすませて　084

PART 3 お尻のことをお知りですか？

① あなたのお尻は固まっています！――086
② 感覚が鈍いから気づかない！――089
③ あなたのお尻は9個ある！？――092
④ お尻が骨盤を支えている――100
⑤ 骨盤は内臓を納める容器――104
⑥ デスクワークでガチガチお尻――109
⑦ たれるお尻、たれないお尻――115
筋膜コンディショニング体験コラム③
施術をしてもらった後は、カラダがラクになって足の動きも全然ちがう　119
Column❸ 骨盤中心のトレーニング　120

PART 4

お尻の元凶を消せば、症状がよくなる!

① お尻で「治る症状」と「治りやすくなる症状」―― 122
② 腰痛はなぜ起こるのか ―― 124
③ 症状別:腰痛 ―― 129
④ ひざ痛はなぜ起こるのか ―― 132
⑤ 冷え・むくみ ―― 140
⑥ 生理痛・月経不順・不妊症(男女)―― 142
⑦ 肩こり、片頭痛、胃腸機能の低下 ―― 144
⑧ 意外な効果❶ スポーツのパフォーマンスアップ ―― 147
⑨ 意外な効果❷ メンタルヘルスを助ける ―― 148

筋膜コンディショニング体験コラム④
30年間悩まされてきた肩こりから解放されました 153
Column❹ シャーロックホームズも筋膜を知っていた? 154

あとがき ―― 155

※痛みでも次のようなものには注意が必要です。「腫瘍や内臓疾患、感染症、骨折、真の脊髄神経障害によるもの等」。こういったケースは、筋膜の膠着を解消しても治すことはできません。これらを見落として手遅れにならないために、まずは病院で診察を受けるようにしてください。

PART 1

お尻をもめば元気になれる!

STEP 1

お尻もみで元気になろう！

「お尻をもめば、あらゆる痛みが改善に向かう」

こう言っても、信じてもらえないかもしれません。しかし私は13年間、痛みを抱えながらも解決できない症状に悩まされていた方々を、お尻への筋膜コンディショニングのアプローチで治してきました。すでに症状を解消された方々もカラダのメンテナンスとして定期的に筋膜コンディショニングを受けられています。

くわしい説明は後の章にして、ここではさっそく自分でできる「1日5分、お尻の筋膜コンディショニング」の方法をお伝えしていくことにしましょう！

1日5分の習慣で、あなたは若かりし頃のカラダの軽さを取り戻すことができます。

その前に、キーワードを2つだけ覚えておいてください。ひとつは、私たちのカラダ全体を包んで支えている**「筋膜」**。もうひとつは、お尻の横にある筋肉**「中殿筋《ちゅうでんきん》」**

です。実は、この2つにカラダの痛みや不調を引き起こす原因が隠されているのです。全身にある筋膜の中でも、中殿筋の筋膜は、骨盤の左右両側に付いてカラダ全体を支え続けています。そのため、つねに緊張が強いられ固くなりやすいのです。ゆるめられる機会も全くといっていいほどないので、知らず知らずのうちに膠着《こうちゃく》（くっついて固まること）が蓄積してしまいます。この中殿筋の筋膜の膠着が、支えている骨盤に歪みを生じさせ、全身の様々な症状を招く原因となっているのです。

この**中殿筋の筋膜の膠着は、お尻もみで解消できます**。そして、骨盤の歪みが解消されてカラダのバランスが整うことで、あらゆる症状が改善に向かっていくのです。

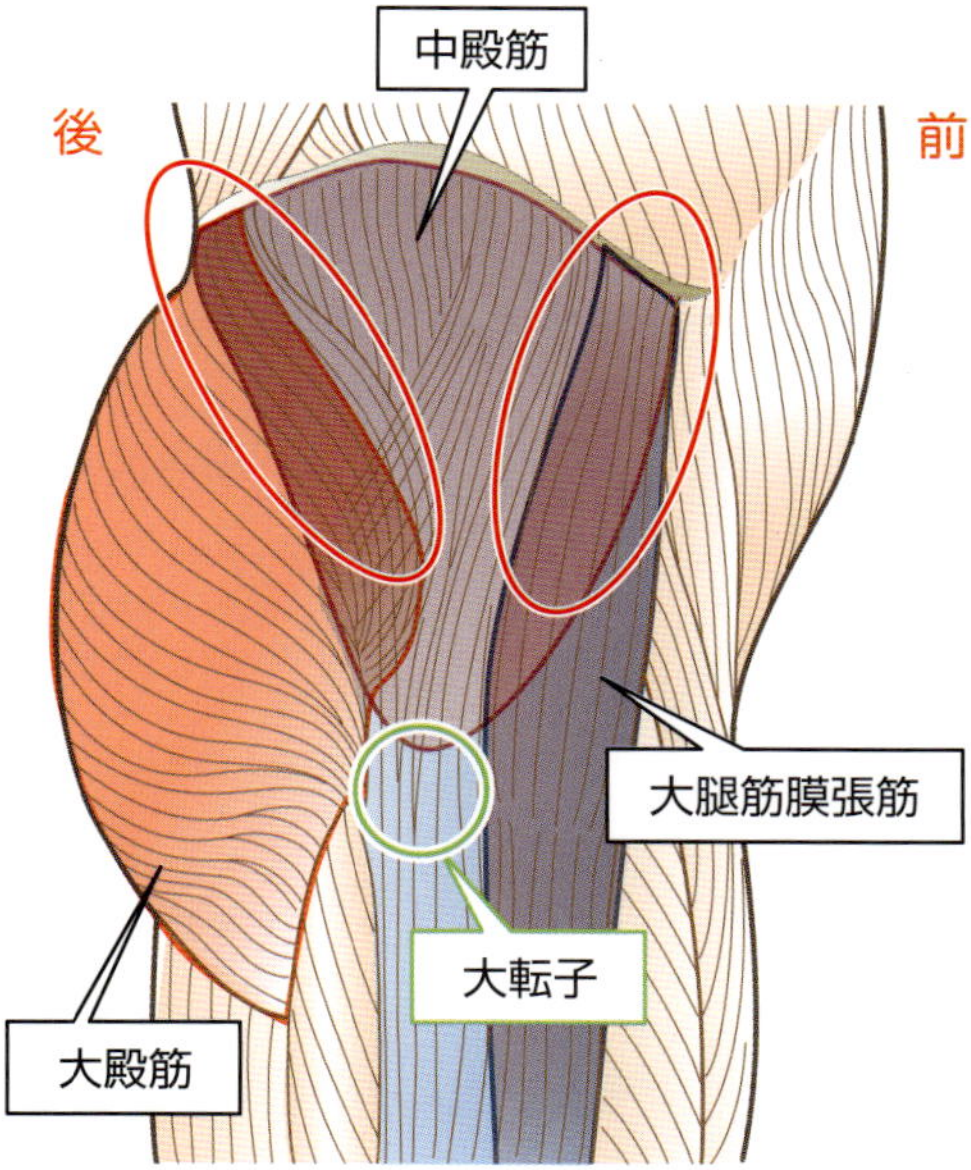

お尻スライド法

❶立ってバージョン

中殿筋の筋膜の膠着を和らげるために、1日5分でいつでもどこでもできる簡単ストレッチからご紹介しましょう。

日常動作でも、スポーツやダンスでも、動きの中で中殿筋が伸ばされることはほとんどありません。しかもここは、非常に伸ばしづらいところです。だからこそ、意識して伸ばすようにして、中殿筋が固まってしまうのを和らげるようにしていくことが大切です。

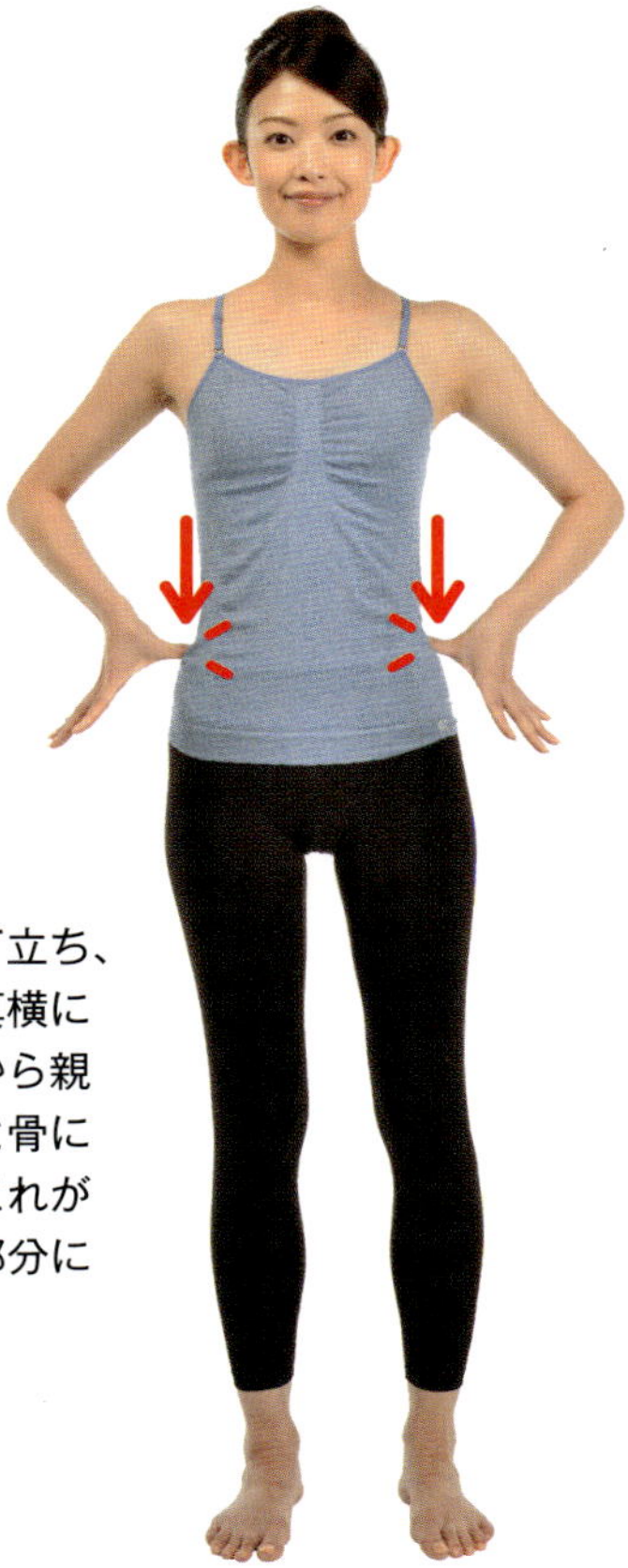

1 足を腰幅に開いて立ち、親指をわき腹の真横に当てます。そこから親指を下げていくと骨にぶつかります。これが骨盤のてっぺん部分になります。

2

そのまま中指を降ろして、太ももの骨（大転子《だいてんし》）に当てておきます（太もも付け根の真横、だいたいの所で大丈夫です）。この親指と中指の間に中殿筋があります。

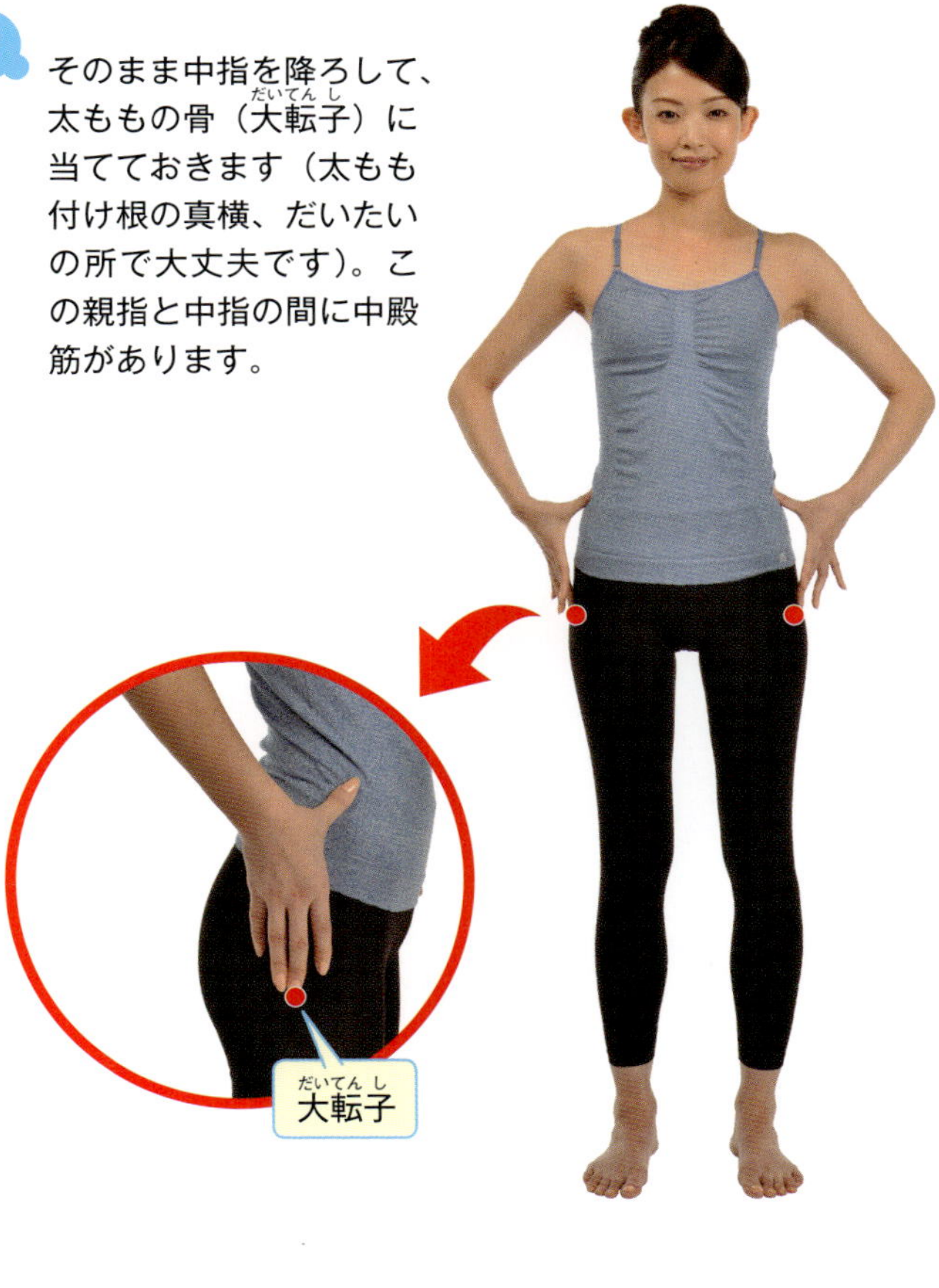

コツがわかってくると、カラダが軽くなって腰回りもスッキリしてきます。まずは、中殿筋ストレッチを上手くおこなうためのポイントを確認します。

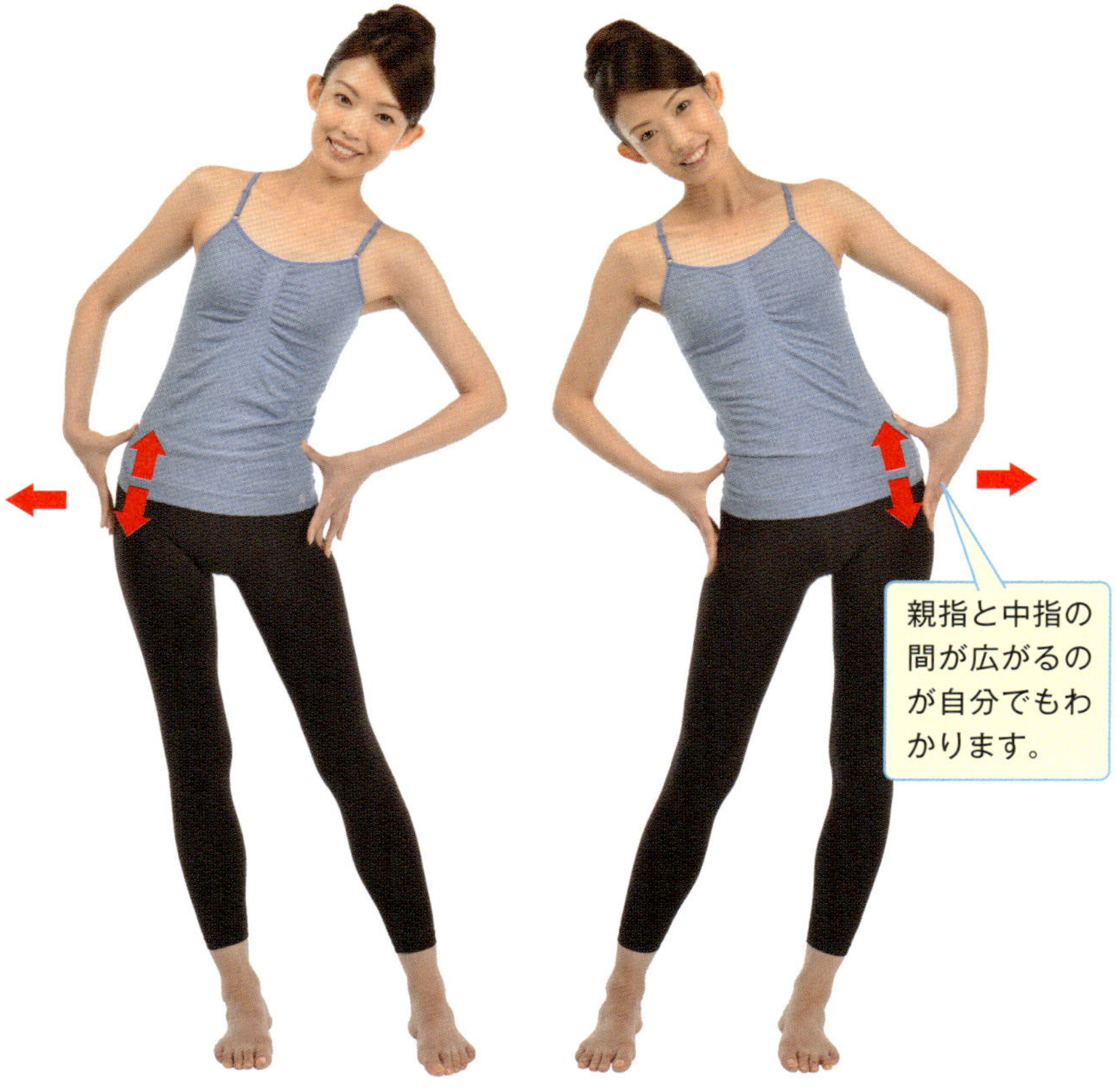
親指と中指の
間が広がるの
が自分でもわ
かります。

3

骨盤を左右にスライドさせます。この時に親指と中指の間隔が広がるのを感じてください。この感覚がとても重要です。中指で触っている大転子が出っ張ってくるのも感じてみましょう。右と左でどちらがスライドしやすいかも感じてみてください。

それでは、ここからが中殿筋ストレッチ「お尻スライド法」です。左側の中殿筋を伸ばす場合で説明していきます。

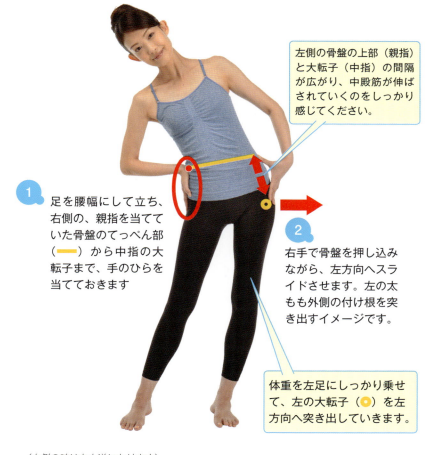

左側の骨盤の上部（親指）と大転子（中指）の間隔が広がり、中殿筋が伸ばされていくのをしっかり感じてください。

1 足を腰幅にして立ち、右側の、親指を当てていた骨盤のてっぺん部（━）から中指の大転子まで、手のひらを当てておきます

2 右手で骨盤を押し込みながら、左方向へスライドさせます。左の太もも外側の付け根を突き出すイメージです。

体重を左足にしっかり乗せて、左の大転子（◎）を左方向へ突き出していきます。

（右側の時は左右逆になります）

❶立ってバージョン

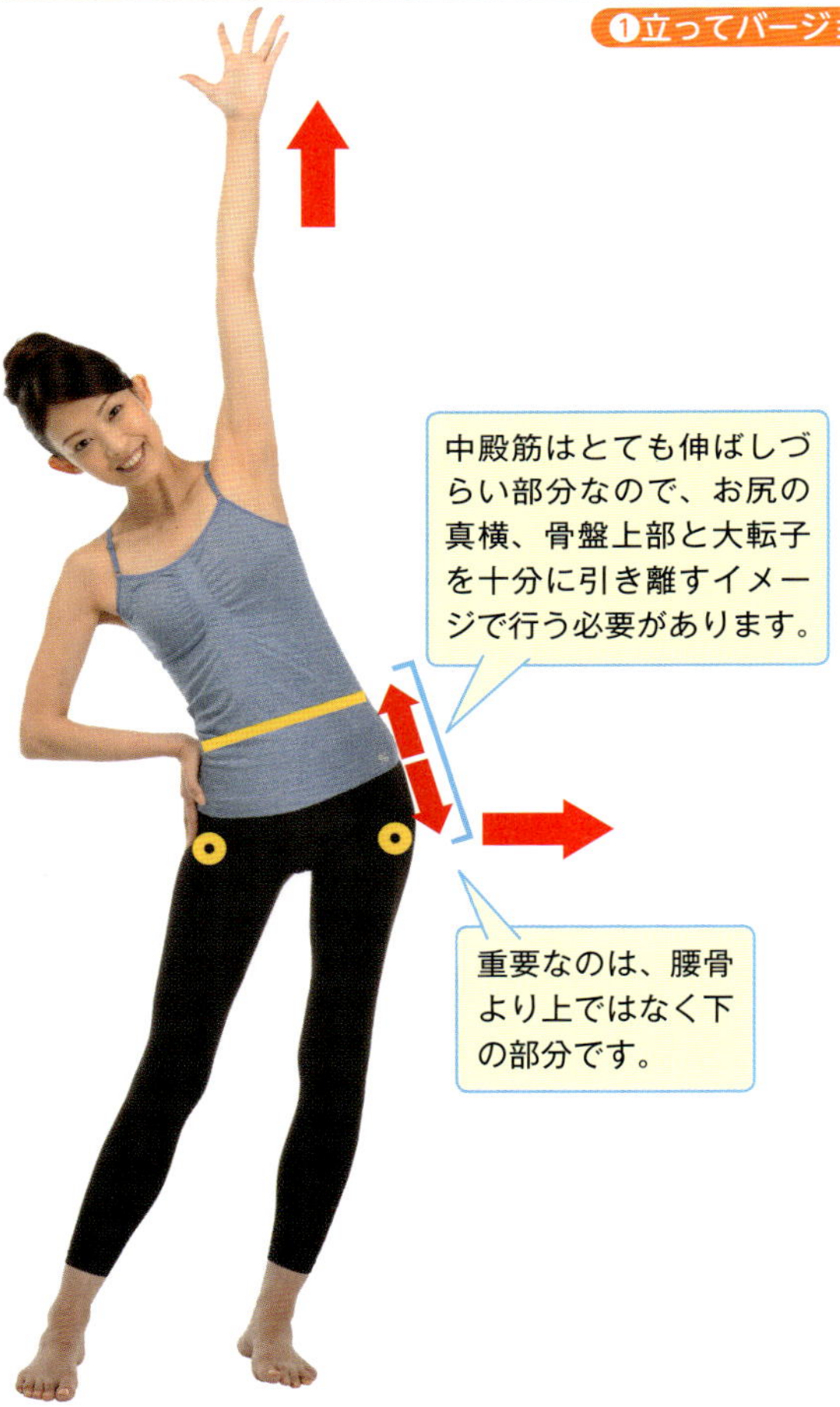
中殿筋はとても伸ばしづらい部分なので、お尻の真横、骨盤上部と大転子を十分に引き離すイメージで行う必要があります。
重要なのは、腰骨より上ではなく下の部分です。

3 次に、気持ちよく背伸びをするイメージで、左手を真っすぐ上に伸ばしていきます。左手を伸ばすことで中殿筋の筋膜がさらに伸びるのを感じられるはずです。筋膜が繋がっている感覚も感じられます。上半身のわきも伸びますが、腰骨の下から太ももまでが伸びているのをしっかり意識してください。

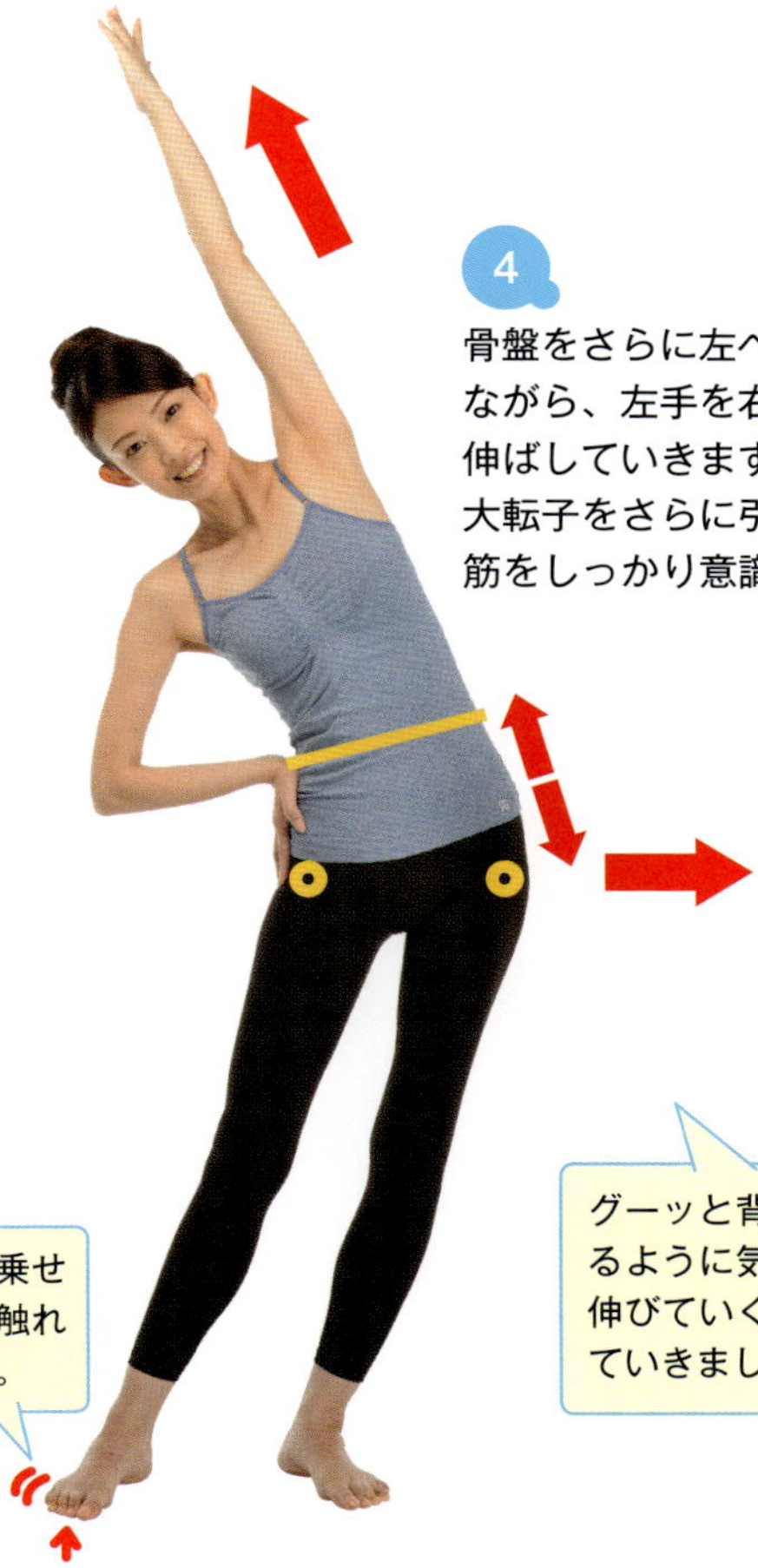

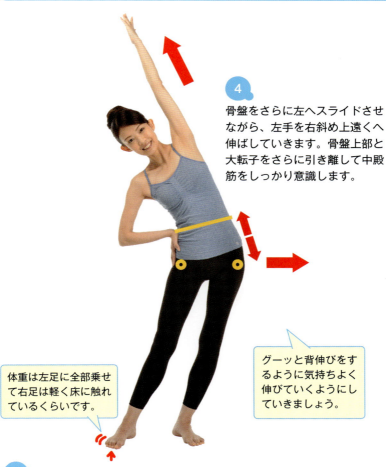

4

骨盤をさらに左へスライドさせながら、左手を右斜め上遠くへ伸ばしていきます。骨盤上部と大転子をさらに引き離して中殿筋をしっかり意識します。

グーッと背伸びをするように気持ちよく伸びていくようにしていきましょう。

体重は左足に全部乗せて右足は軽く床に触れているくらいです。

5

気持ちよく伸びたら、ゆっくりもとの位置へ戻します。

※右側も左側も両方行うようにしましょう。左右同じ感覚でできるようになると、カラダのバランスが整ってきます。固いほうを多めにするとよいでしょう。

! 腰に不安がある方は、❷か❸のところまでで様子を見ましょう。カラダの感覚を十分に研ぎ澄ませながら、5秒～10秒、ゆっくりと気持ちよく行うようにしましょう。

❷座ってバージョン

座ってバージョンは、デスクワークの合間にできます。また、腰に不安がある方や、高齢で足の力が衰えてバランスを取るのが難しい方にもやりやすいでしょう。コツは立ってバージョンと同じです。（左側の中殿筋を伸ばす場合で説明していきます）

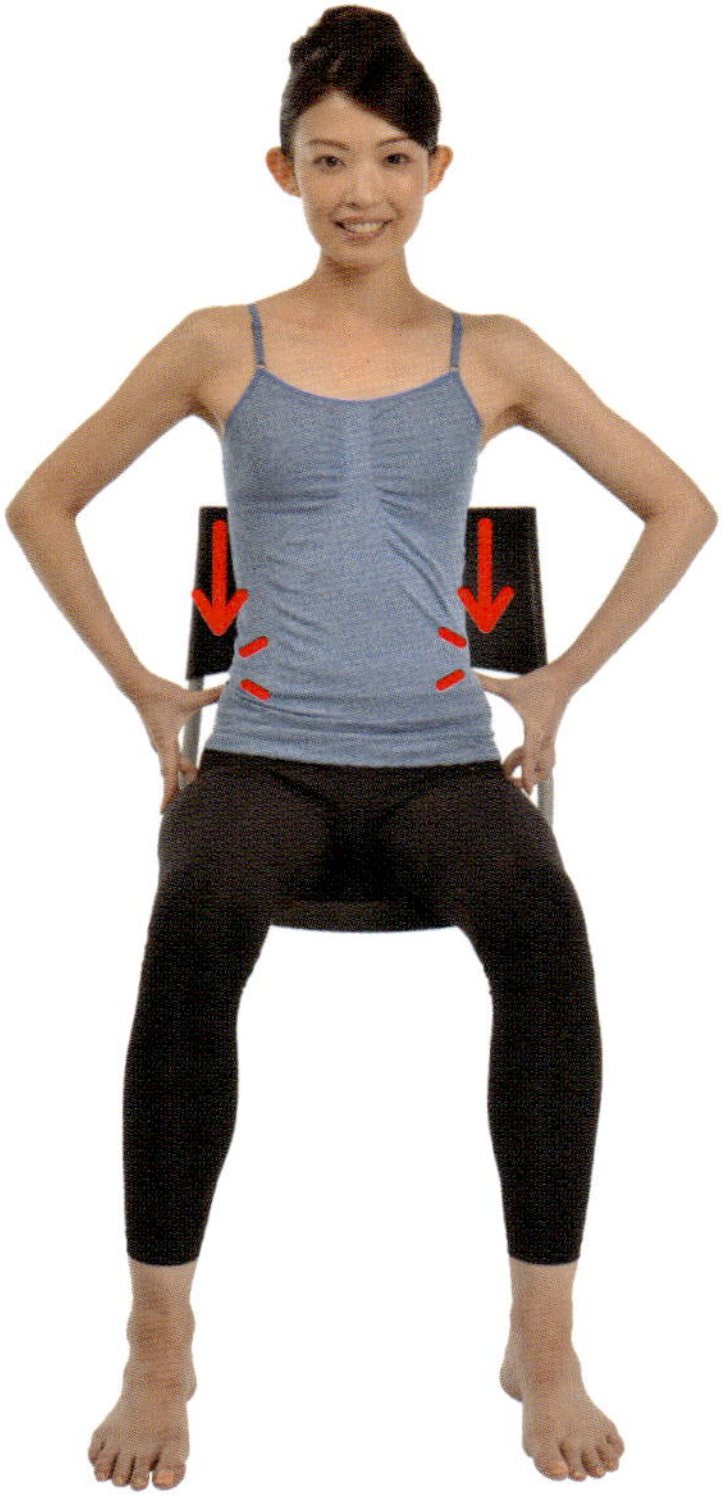

1 意識しやすいように骨盤てっぺん部に親指、大転子に中指を当てておきます。

2 右手を左太ももの外側にかけて、上半身を左にひねり、軽く右へ倒します。ここで左の親指と中指の間隔が少し広がるのを感じてください。

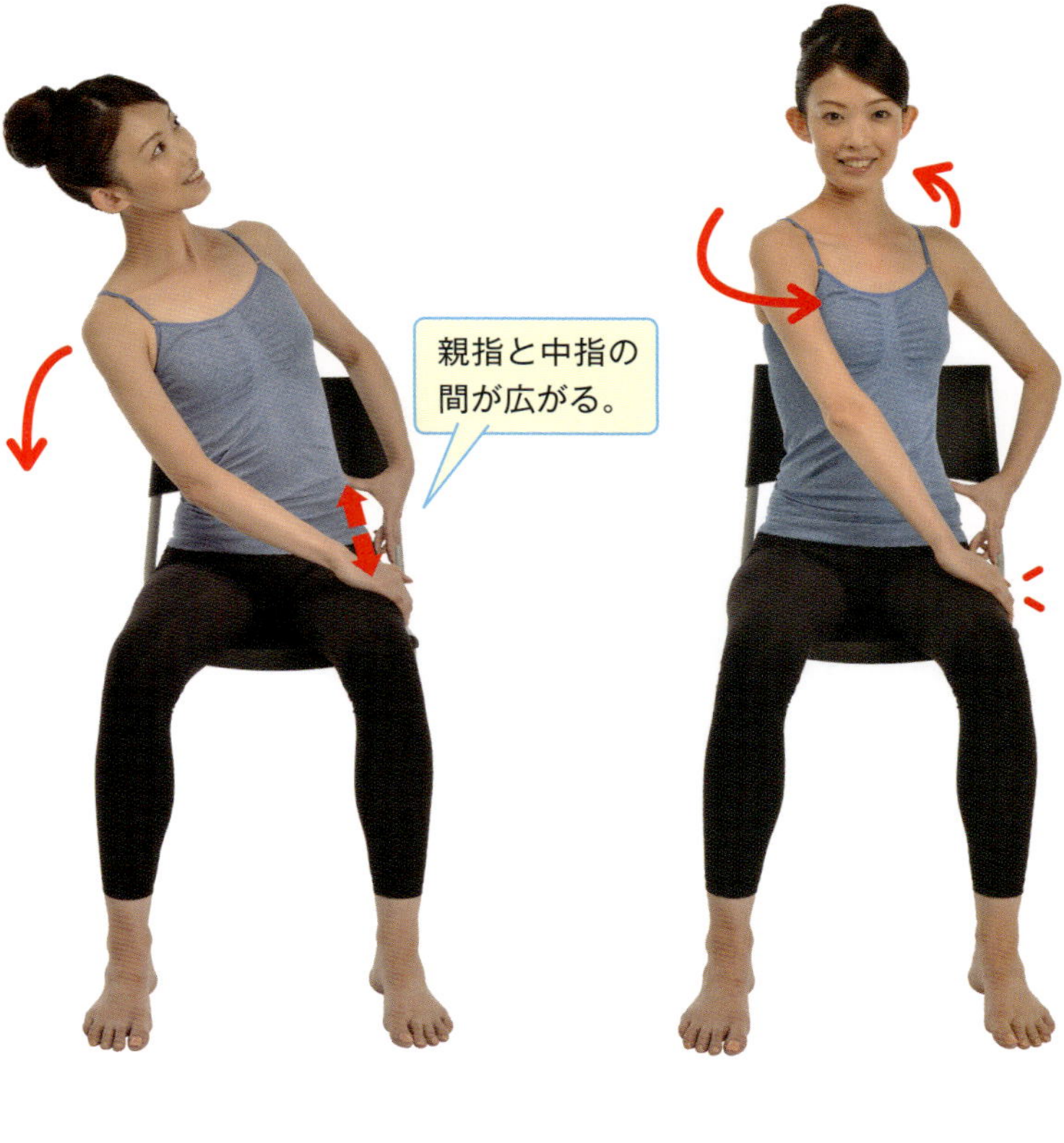

4

余裕があれば、左手を右斜め上に気持ちよく伸ばしていきます。

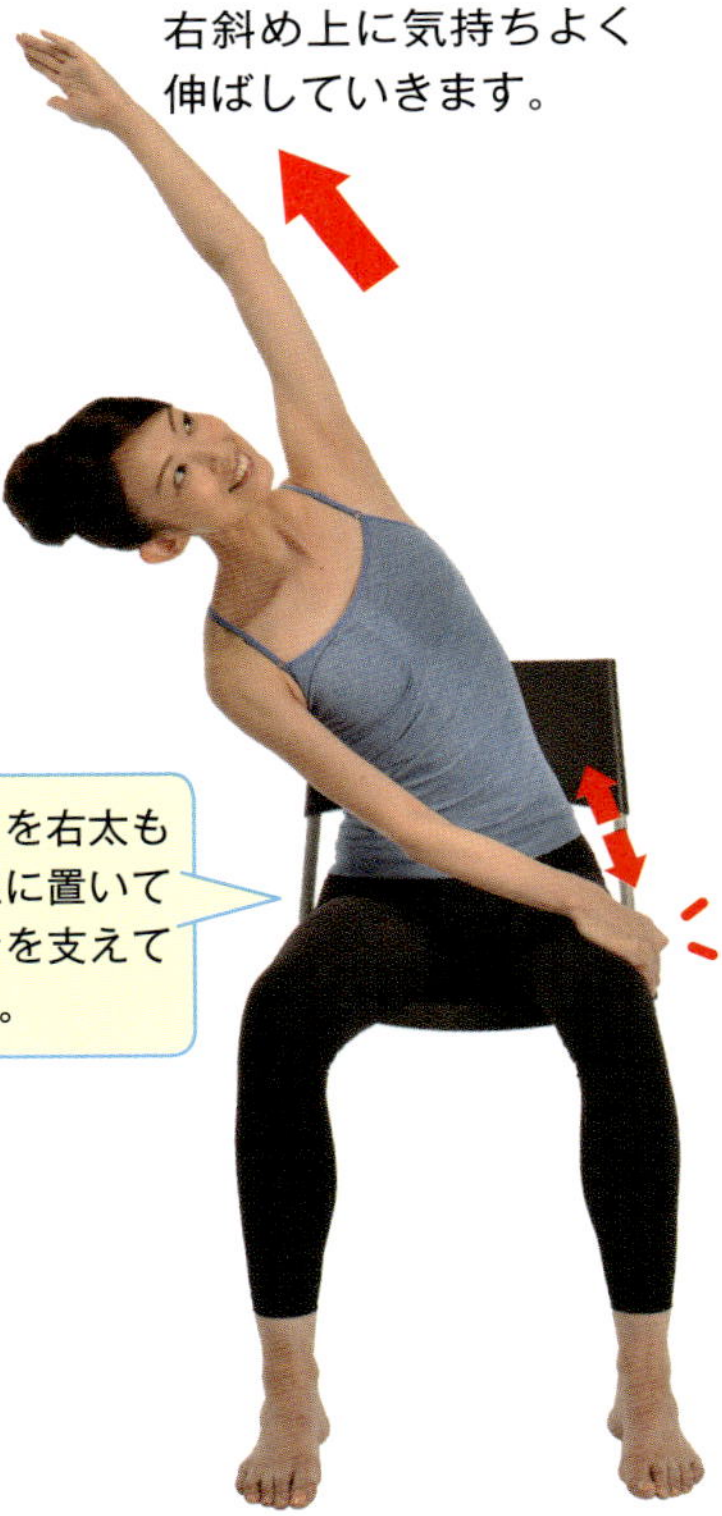

右ひじを右太ももの上に置いて上半身を支えてもOK。

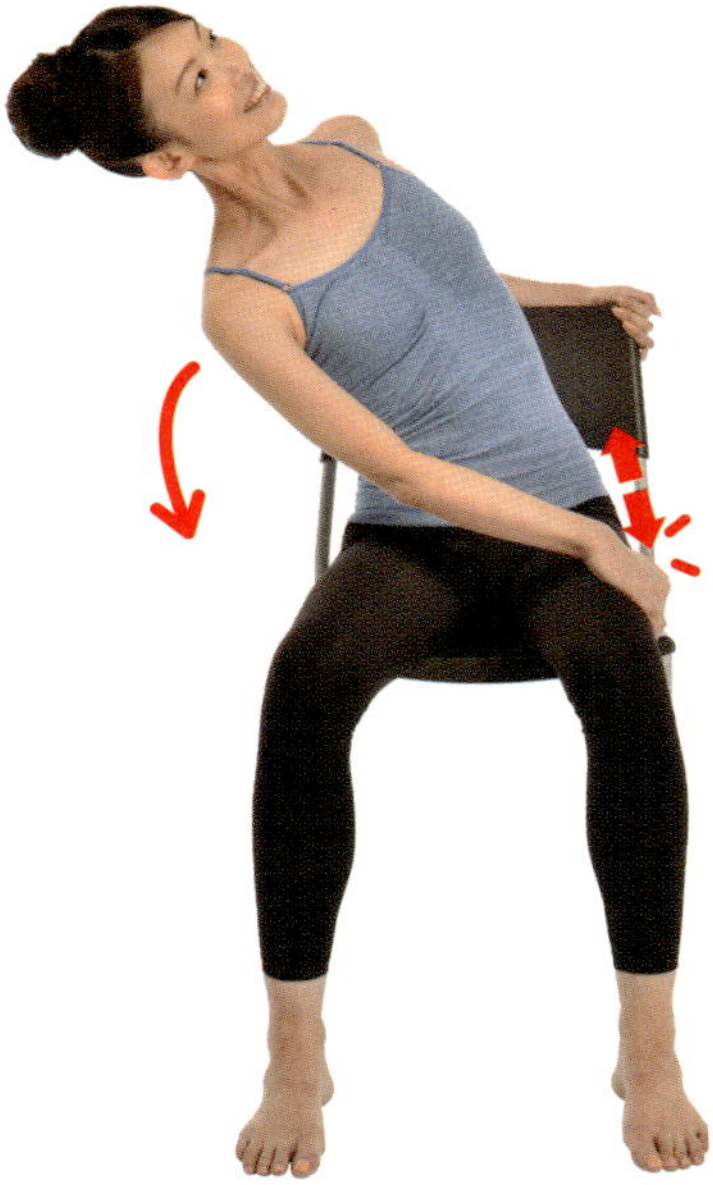

3

左手を椅子の背もたれにかけてカラダを支えながら、さらに上半身を右へ倒していきます。十分に腰骨の下が伸びているのを感じましょう。

※右側も左側も両方行うようにしましょう。左右同じ感覚でできるようになると、カラダのバランスが整ってきます。固いほうを多めにするとよいでしょう。

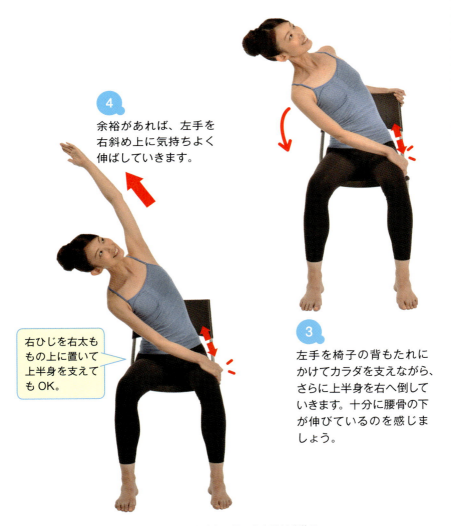

❸寝てバージョン

寝てバージョンは、就寝前や寝起き、家でゴロゴロしながらでもできます。また高齢者の方にも安全性を保ちながら行うことができます。寝つけない時などは、カラダの緊張度が高くなって固まっているケースが多いようです。お尻スライド法や、後で出てくるお尻ラックス法を行うだけでも、段々と緊張が和らいできます。ぜひ試してみてください。

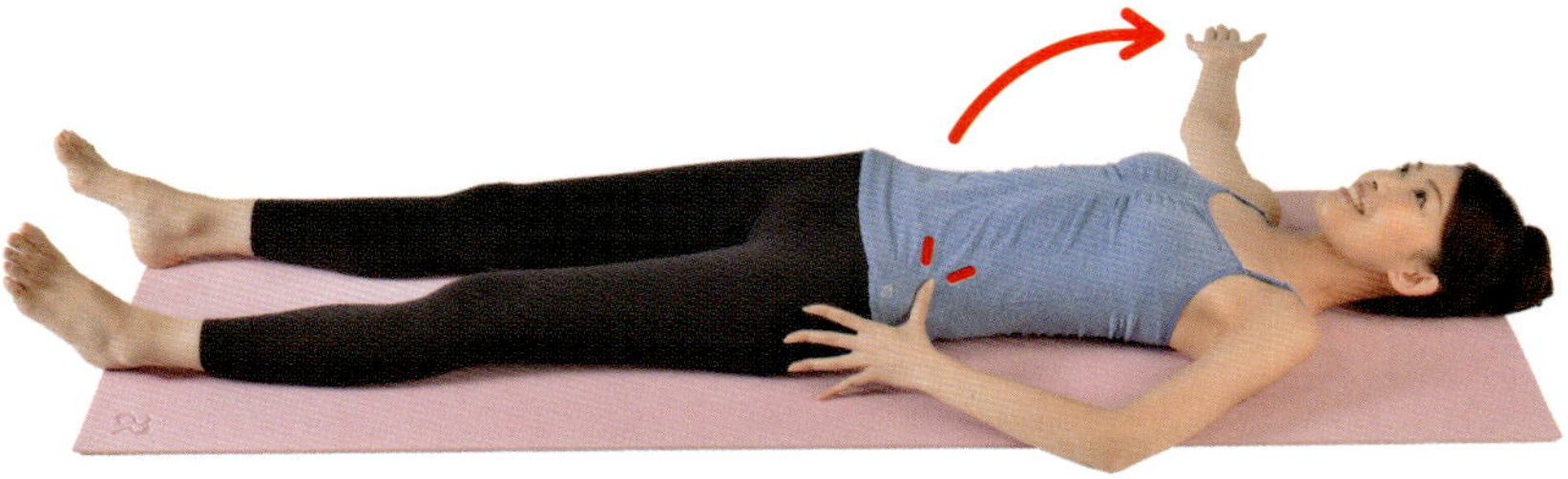

1 仰向けで右手を真横に伸ばし、中殿筋を意識しやすいように、左手は骨盤てっぺん部に親指、大転子に中指を当てておきます。

（左側の中殿筋を伸ばす場合）

2 右足を大きく外側へ
開いておきます。

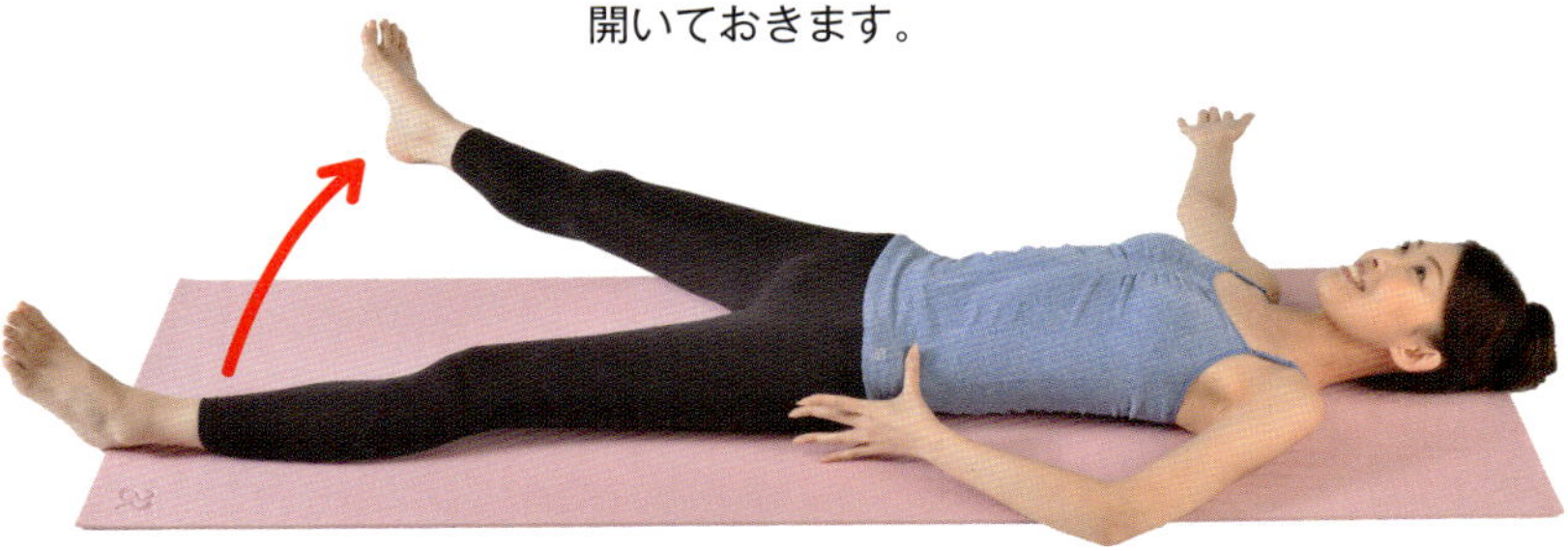

3 開いた右足に左足を
寄せてそろえます。

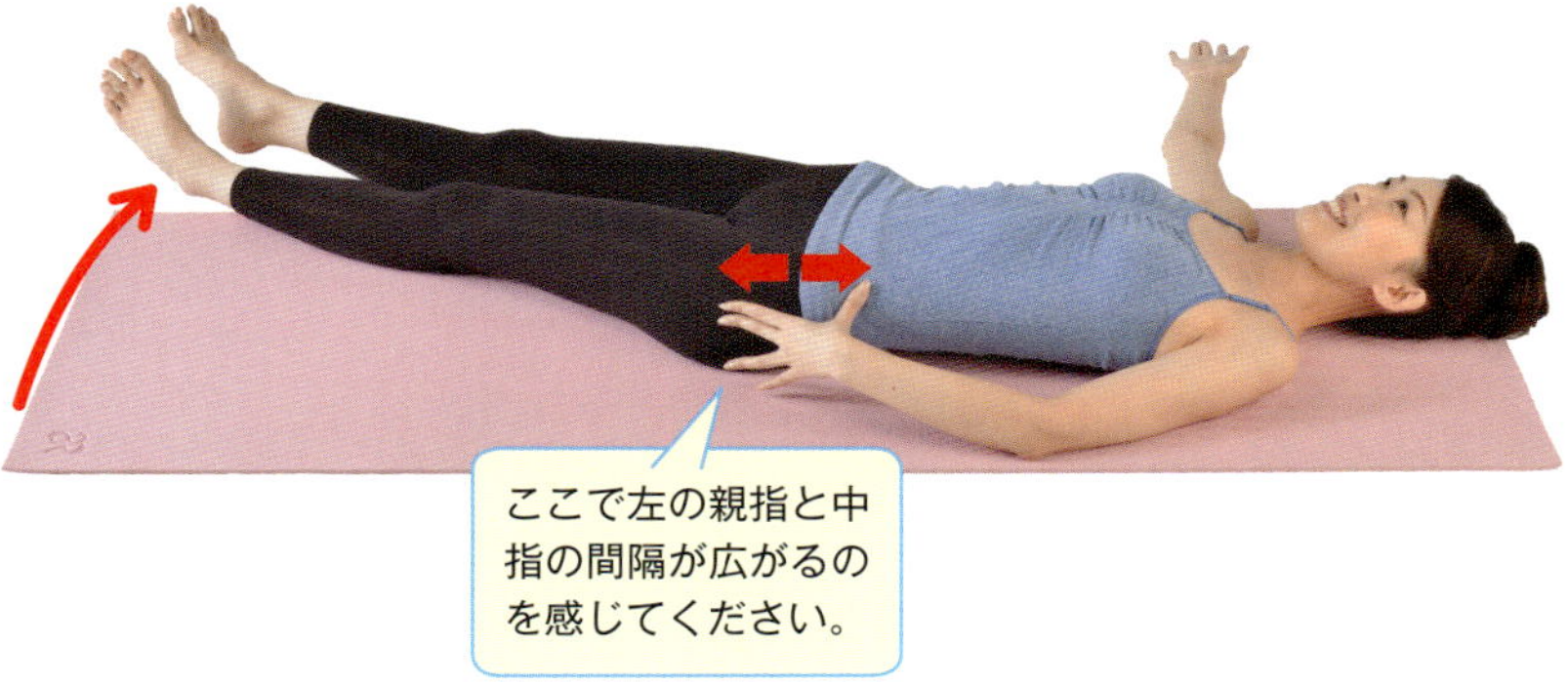
ここで左の親指と中
指の間隔が広がるの
を感じてください。

4

右ひざを立てて、さらに左足を右方向へ動かしていきます。左腕を頭の上にして、わきを広げると、上半身左わきと連動して中殿筋がより伸びるのを感じられます。

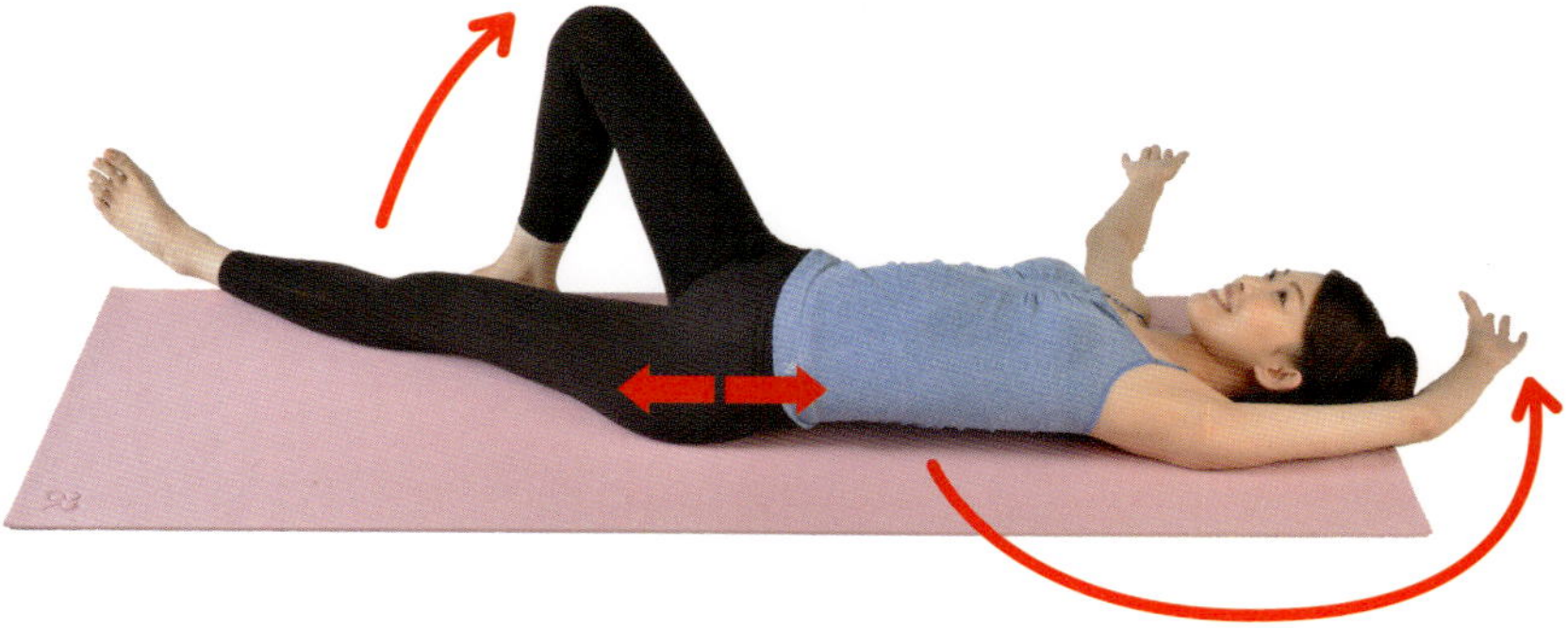

5

５秒～ 10 秒、気持ちよく伸びたら、ゆっくりと元の位置へ戻します。

※右側も左側も両方行うようにしましょう。左右同じ感覚でできるようになると、カラダのバランスが整ってきます。固いほうを多めにするとよいでしょう。

STEP 3

お尻ラックス法

寝っ転がってリラックスしながらできる、股《こ》関節をゆるめるお尻ストレッチ法を２つご紹介しましょう。股関節の調整にも効果があり、足腰がスッキリ軽くなります。

布団の上でも寝っ転がってできる楽ちんストレッチです。このような簡単ストレッチでも、大きなカラダ改善効果が得られますので。ぜひ、続けてみてください。

お尻ラーックスで気持ちよくなって、すぐ眠ってしまうかもしれません。

仰向け足４の字法

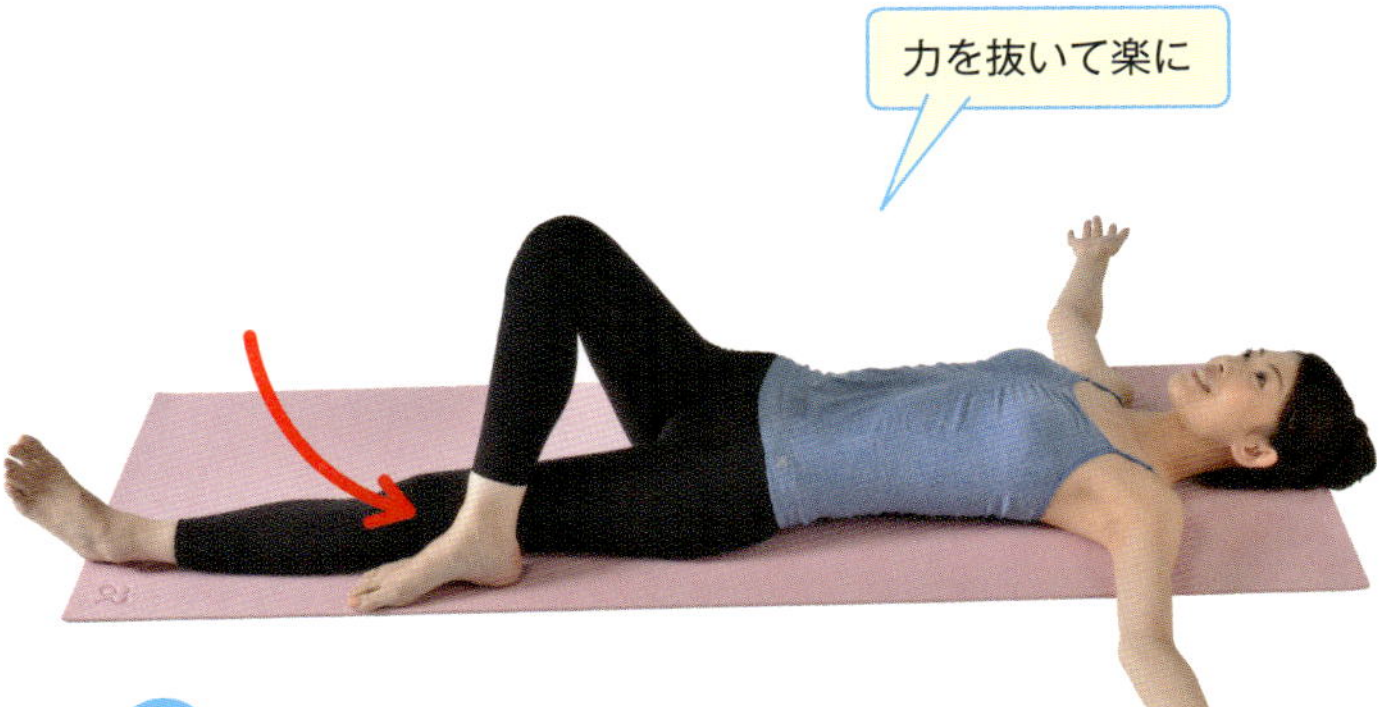

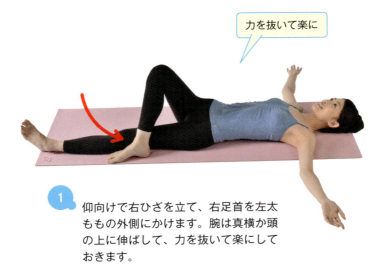

1 仰向けで右ひざを立て、右足首を左太ももの外側にかけます。腕は真横か頭の上に伸ばして、力を抜いて楽にしておきます。

2 右足の外くるぶしを左の太もも、ひざの上あたりに引っ掛けたまま、右ひざを外側に開いていきます。ちょうど足の形が４の字になります。

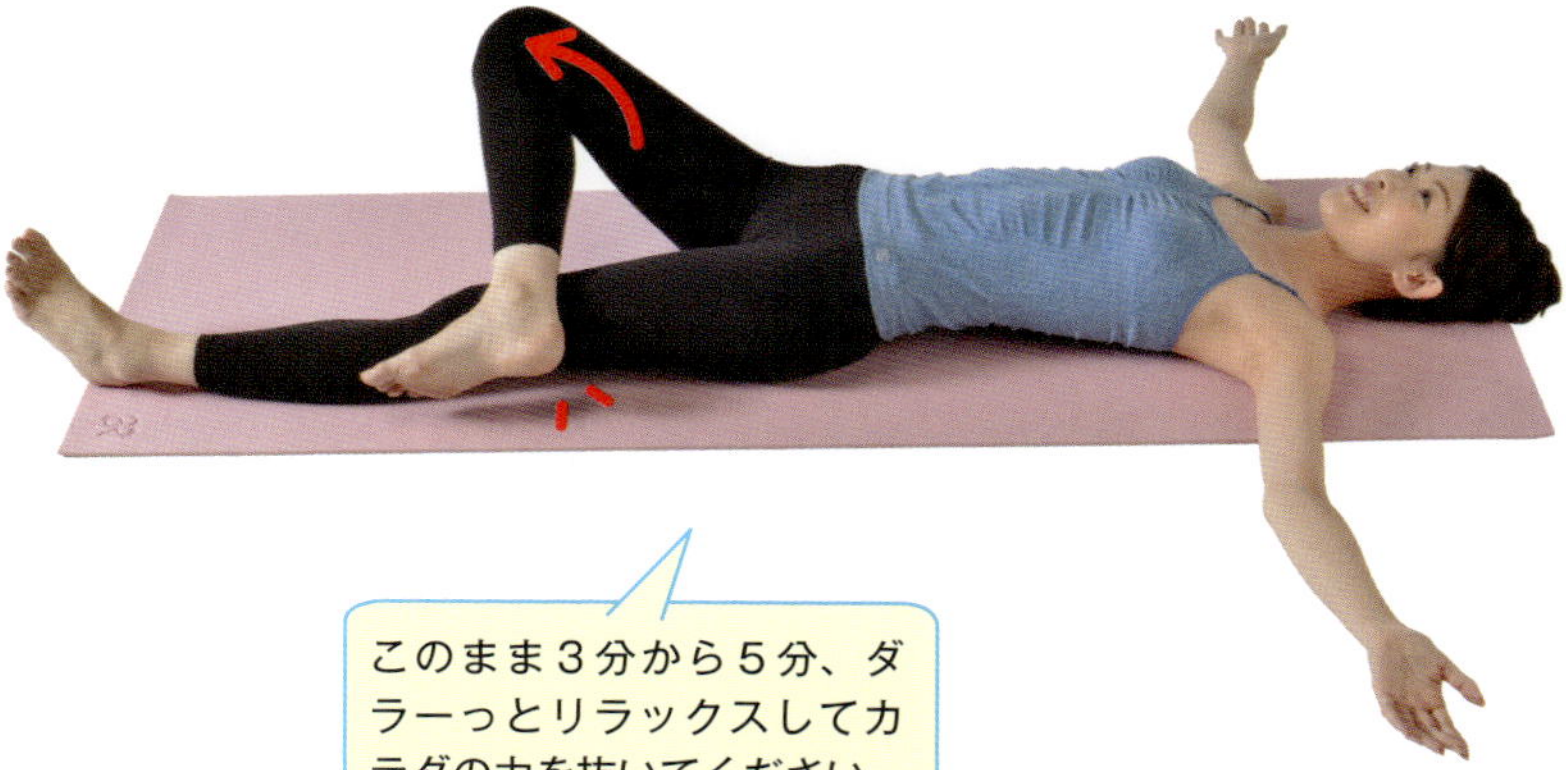

このまま３分から５分、ダラーっとリラックスしてカラダの力を抜いてください。

3 戻すときは、ゆっくり右ひざを立ててから、右足を真っ直ぐ伸ばして、もとの位置に戻します。この時、左右の足を揺らしてみると、右の股関節がゆるくなっているのを感じられます。

※反対も同様に行います。

足組み倒し法

1 仰向けで両ひざを立てます。

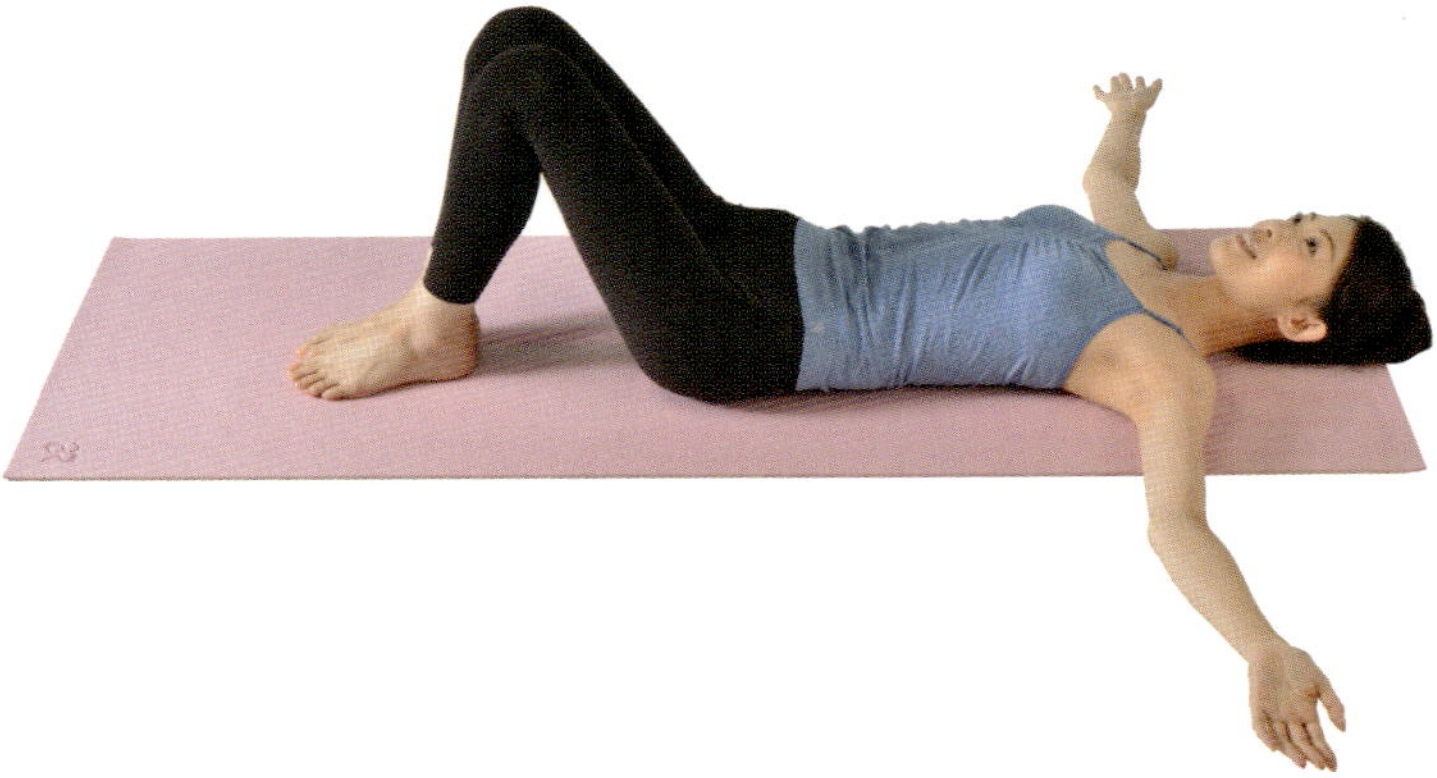

2 右足を左足の上に重ねて組みます。太ももがピッタリつくように重ねます。両腕は真横に伸ばしておきます。

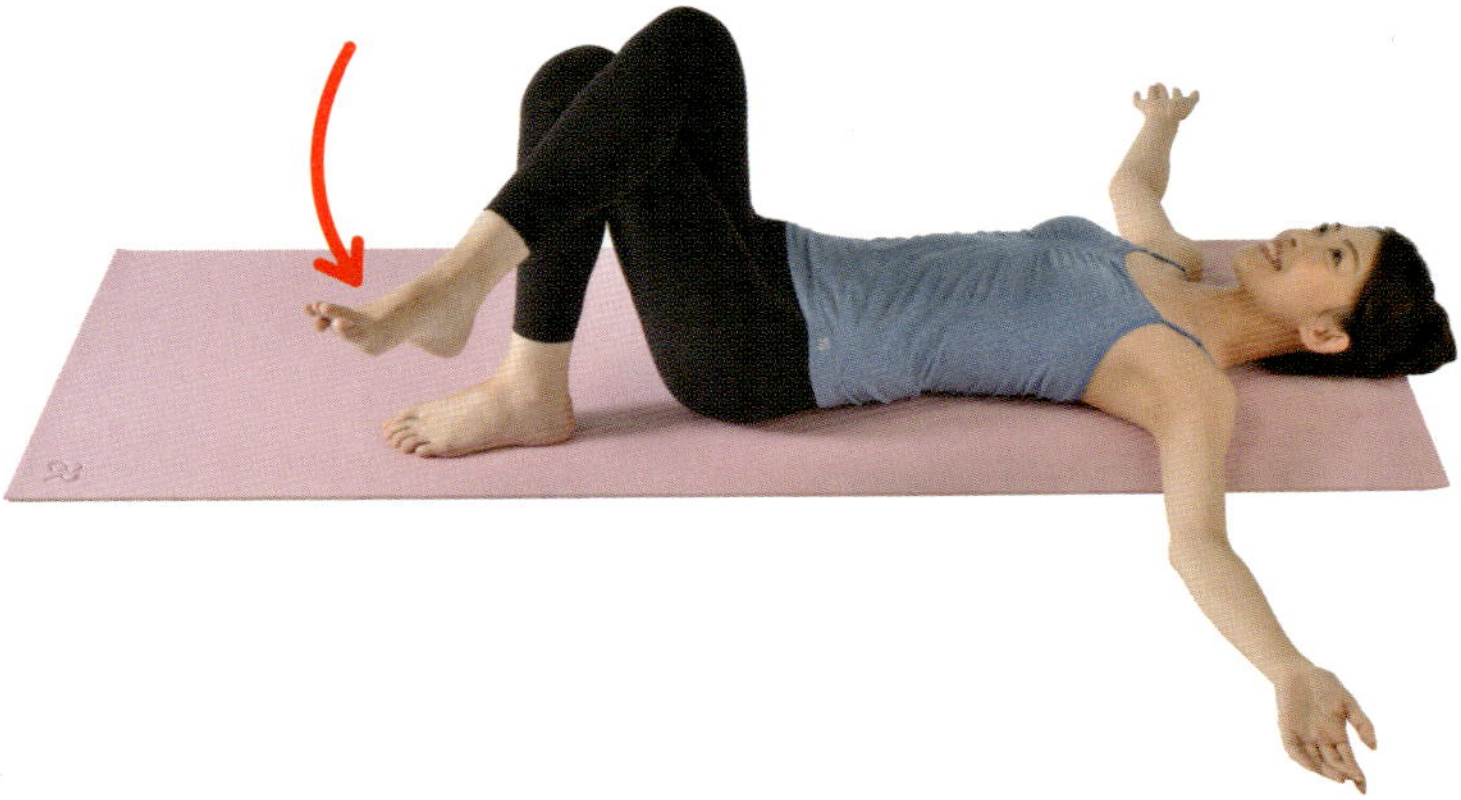

3 左のお尻を床の方へおさえておくようにして、股関節から両ひざを右へ倒します。左のお尻は床から浮いても構いませんが、床の方向へ軽くおさえておく意識で。左のお尻の横、中殿筋のあたりがジワァっと伸びているのを感じてください。

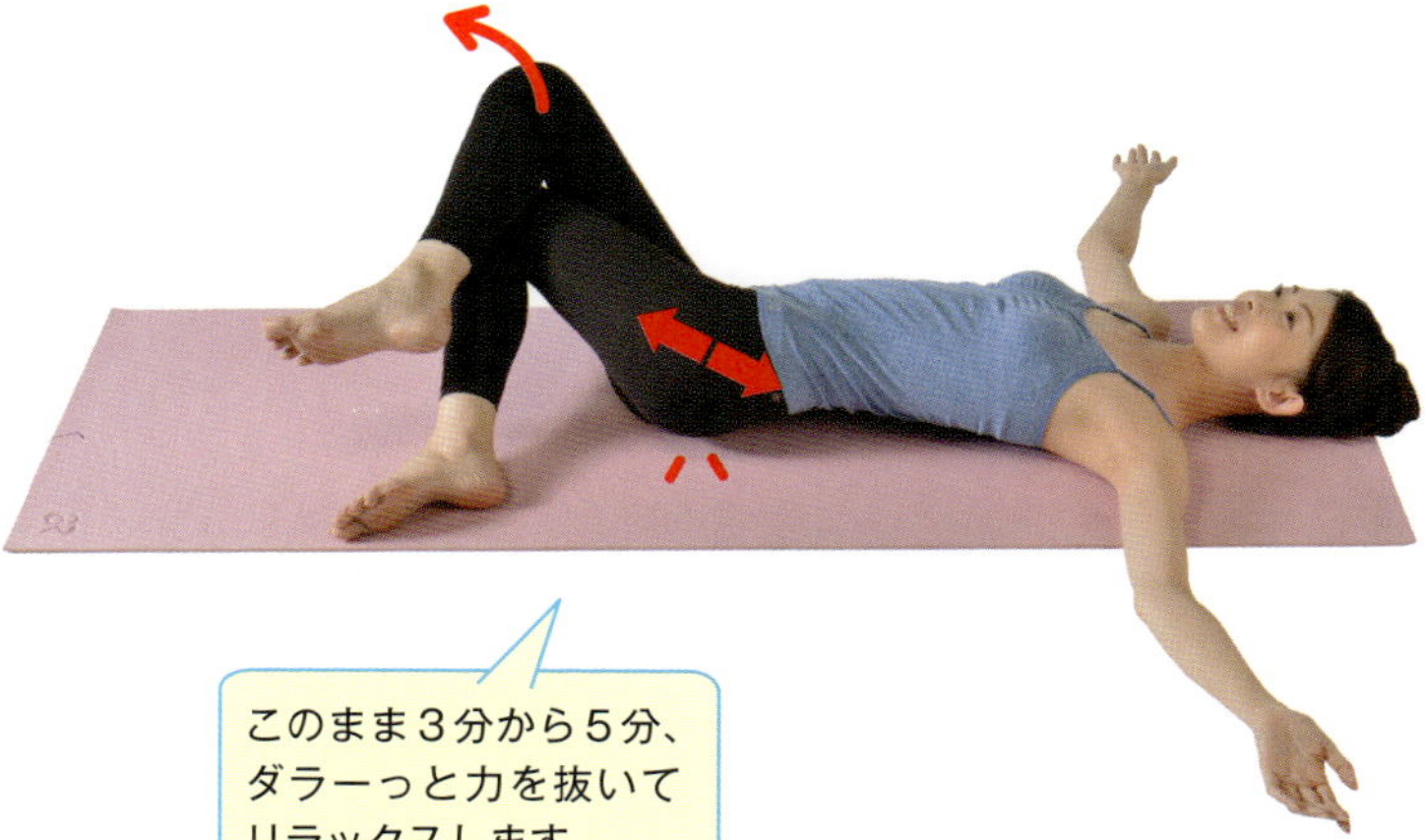

このまま3分から5分、ダラーっと力を抜いてリラックスします。

4 戻すときは、ゆっくり両ひざをもとの位置に立ててから、両足を下へ伸ばします。左右の足を揺らして、左の股関節がゆるくなっているのを感じてみましょう。

※反対も同様に行います。

STEP 4

お尻もみボールグリグリ法

テニスボールを使って中殿筋の筋膜の膠着を解消します。軟式野球のボールや大きいサイズのスーパーボールなどでもOK。固いもの、当たる面が小さいものほど刺激が強いのですが、ゴルフボールほど小さいと、深部に届かなくなります。1日5分程度で行いましょう。

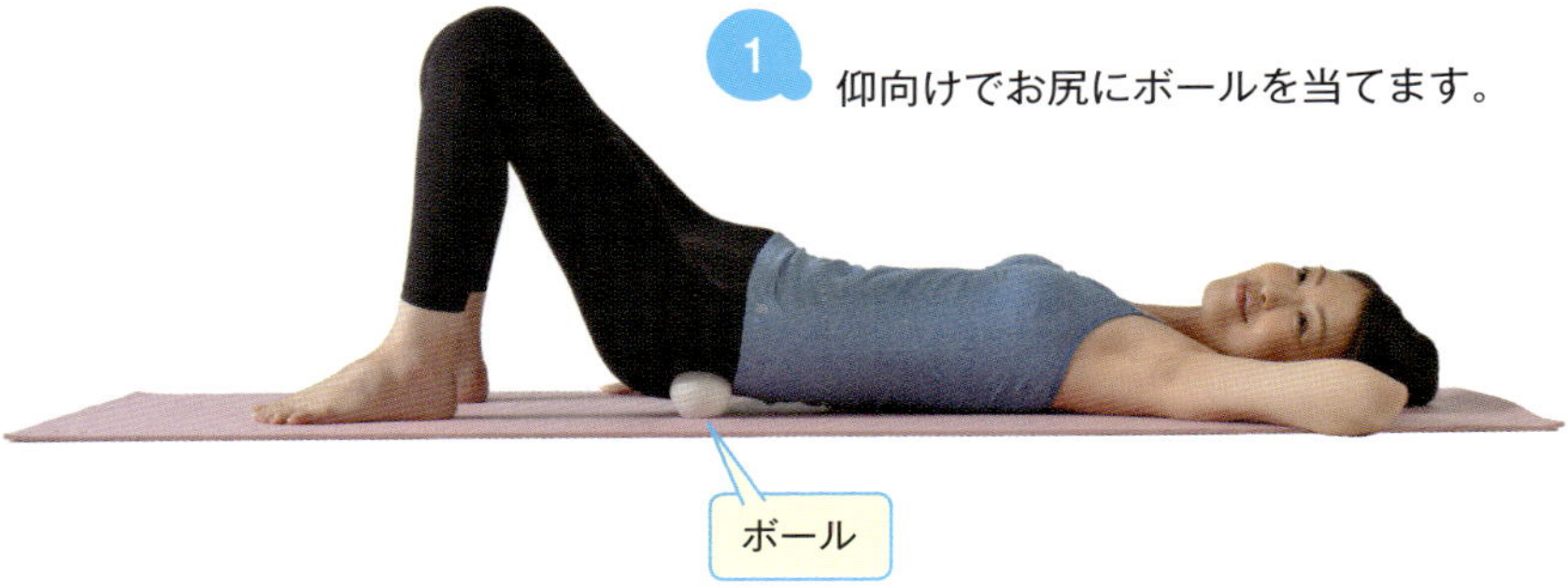

1 仰向けでお尻にボールを当てます。

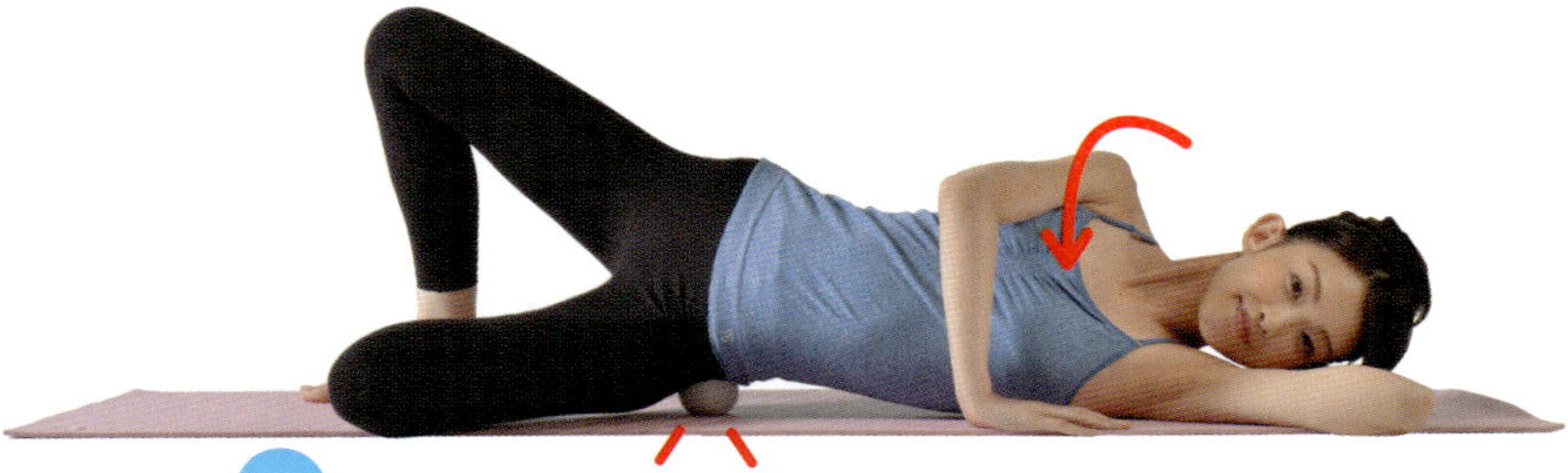

2 ゆっくりカラダの向きを変えて、ボールの上にお尻が乗るようにします。

※ボールを当てる位置は、24ページで確認した親指と中指のあいだに。

3 ボールの上にお尻を乗せたら、中殿筋の膠着部分に当たるように、ボールの位置をずらしたり、お尻の角度を変えたりして微調整。

痛気持ちいい感じになるように。21ページの図参照。

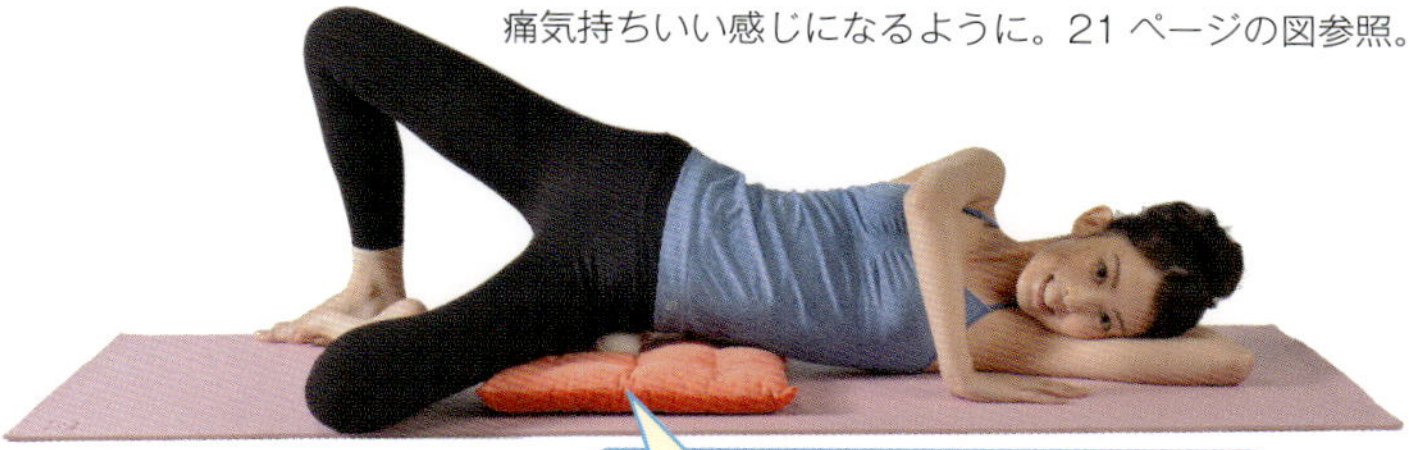

痛みが強い場合は、座布団などの上にボールを置いて行います。

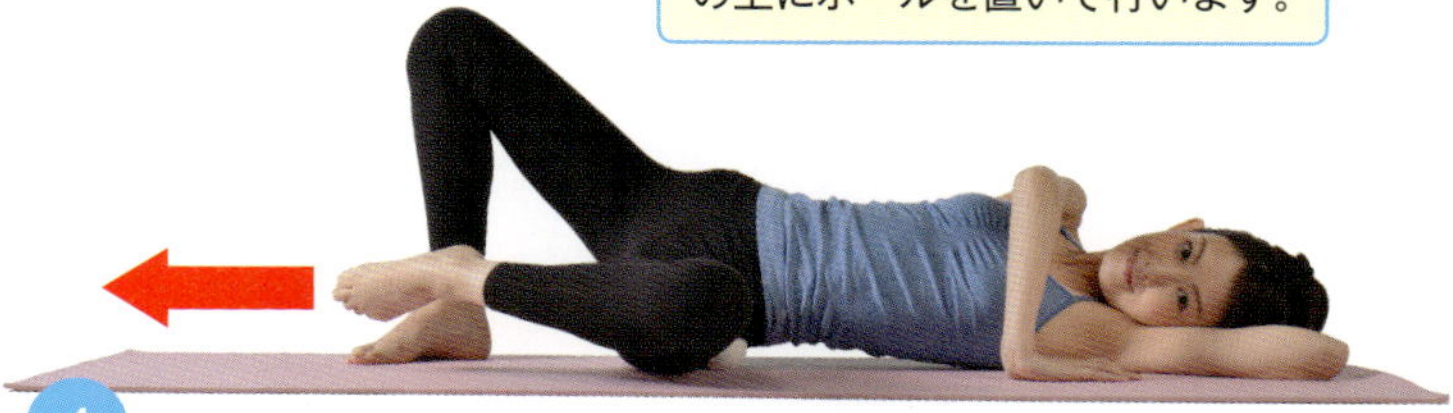

4 そのままボールを当てているお尻側の足を曲げ伸ばしします。

このようにすると、表面部を押さえた状態で、膠着部分がグリグリと動く感じがします。深部の筋肉を動かして筋膜の膠着をはがしていくことができます。

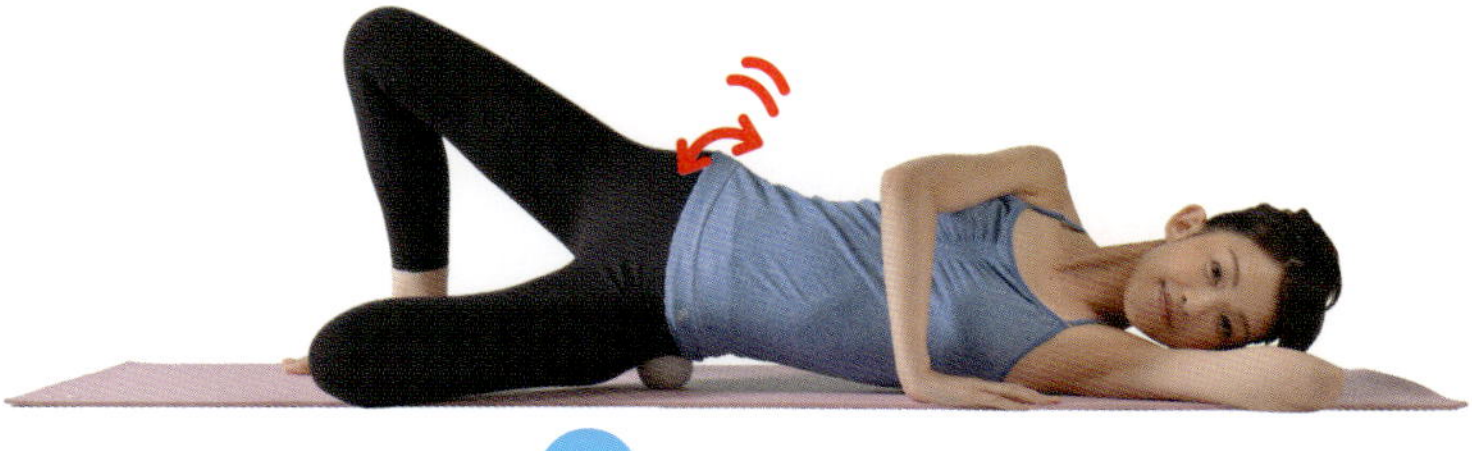

5 ボールで表面部を押さえたまま、腰を前後に動かしても OK。

STEP 5

お尻フト法

お尻フト法は、ヒップアップ効果の高いエクササイズです。お尻の横の中殿筋は固くなっているので鍛えないでゆるめたほうがいいのですが、お尻の後ろにある大殿筋は鍛えたほうが、よりカラダが軽くなります。高齢になっても歩けるカラダづくりにも、一流アスリートのカラダづくりにも役立つほどのエクササイズです。

1 仰向けで足を腰幅に開いて両ひざを立てます。足の位置は、お尻から一足分のところにかかとがくるように。つま先が平行になるようにしておきます。両腕は胸の前で組んでおきましょう。

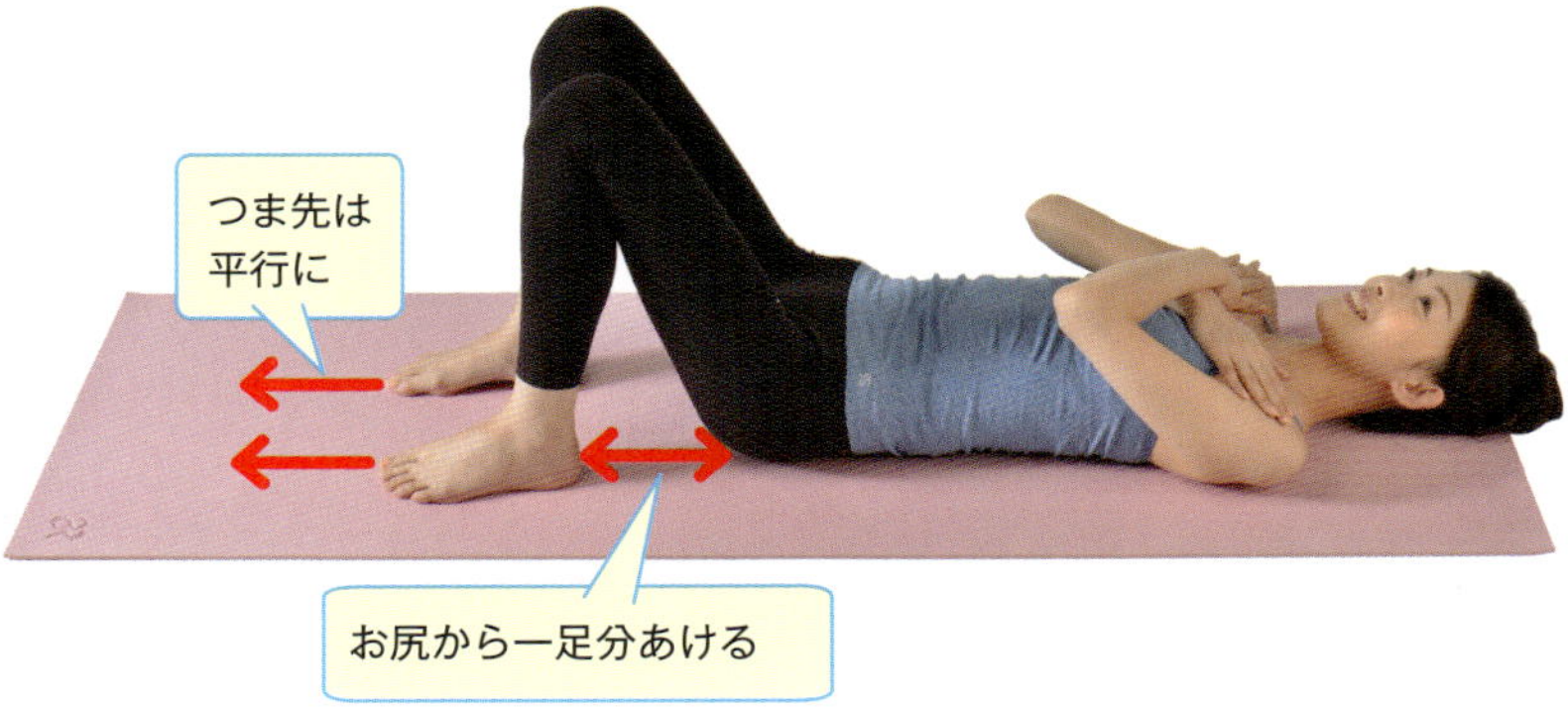

2

お尻をひざから肩まで斜め一直線になるところまで持ち上げます。感覚のコツは、お尻の筋肉（大殿筋）を締めた力が脚を通って床に伝わり、その結果お尻が持ち上がっていくイメージです。太ももの裏にも効いてきます。

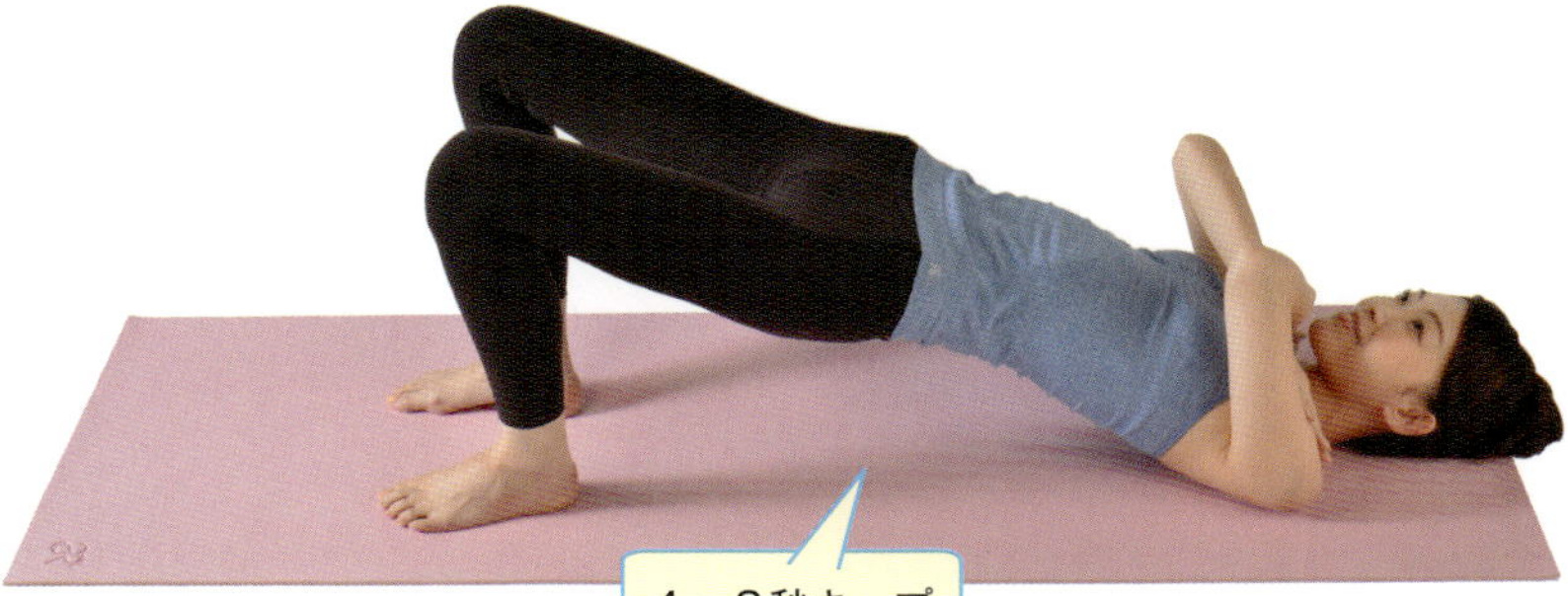

2

ゆっくりコントロールしながら、お尻を床におろします。５～１０回行いましょう。大殿筋は強い筋肉なので、好きなだけたくさん行って構いません。

あなたはどのタイプ？

私の治療院では腰痛やひざ痛の場合、50分の施術時間のほとんどをお尻にかけることもあります。右のお尻20分、左のお尻20分、のような感じです。

そして、初めての方はほとんどみなさん、とても痛がります。

「うぉ〜！！」⇦感情をそのまま出すタイプ

「がぁ〜っ！！」⇦吠えるタイプ

「ハハハハハッ！！」⇦痛すぎて笑っちゃうタイプ

「んんっ…」⇦じっと唇を噛みしめて耐え忍ぶタイプ

私「今、1、2割くらいの力しか使ってないんですよ」

患者さん「うそぉ！？」

私「すごく優しくやってるんですよ」

患者さん「絶対、うそっ！」

私「ホントですよ、じゃ試しに5割くらいの力にしてみましょうか？」

患者さん「いや、いいですっ！」

ふざけているわけではないのですが…（笑）

どういうことかというと、お尻にはずっと気づいていなかった痛みの元凶である筋膜の膠着がたくさん潜んでいます。そのため、軽くアプローチしてもすごく痛いのです。

これも人によって違いはありますが、だいたい施術を4、5回続けると、5、6割の力でアプローチしても気持ちよくて半分寝てしまうようになったりします。「絶対、うそっ！」って最初は全く信じなかった人も「あぁ、ホントだぁ」となり、やっと私も信じてもらえます。

そして、そのころには症状もだいぶ改善されていることが多いのです。

STEP 6

骨盤の歪みをチェックしよう！

中殿筋のどの部分が強く膠着しているかには個人差があります。

どこが固まっているのかを明らかにするために、骨盤の歪みをチェックしていきます。なぜなら骨盤の歪みのタイプによって、膠着の場所が決まっているからです。膠着ポイントを把握しておけば、その場所を重点的にアプローチしながら、中殿筋全体をゆるめて骨盤調整効果をさらに高めることができます。

骨盤の歪みパターンは大きく4タイプあり、どのタイプになっているかの判断チェックは2つだけです。①**「前後の傾き」**と、②**「左右の傾き」**です。この2つの組み合わせで、4つのタイプのうち、どれに当てはまるかがわかります（48ページ「骨盤チェック」の図参照）。

チェックポイント①　骨盤が前に傾いているか（前傾）、後ろに傾いているか（後傾）

見るポイントは、ⓐウエストライン・ⓑ腰ライン・ⓒ下腹ライン　です。

ⓐウエストラインは、スカートやパンツのウエスト部分が目安になります。

ⓑ腰ラインは、真っ直ぐではヒップの厚みから少しだけ湾曲があります。これと比べてみると、前傾は腰が反っているのがわかります（写真中）。後傾は腰が丸まっています（写真左）。

ⓒ下腹ラインは、真っ直ぐでは、太ももから下腹部まで一直線になっています。それに対して、前傾では太ももと下腹ラインにくぼみが見られます。後傾では開き気味か、後ろに倒れ気味になっています。

「前傾」は中殿筋の前側の膠着が強く、「後傾」は中殿筋の後側の膠着が強く影響しています（21ページ図参照）。

チェックポイント①「前後の傾き」

まず、鏡に自分の姿を横向きに映して、骨盤の傾きラインを確認しましょう。

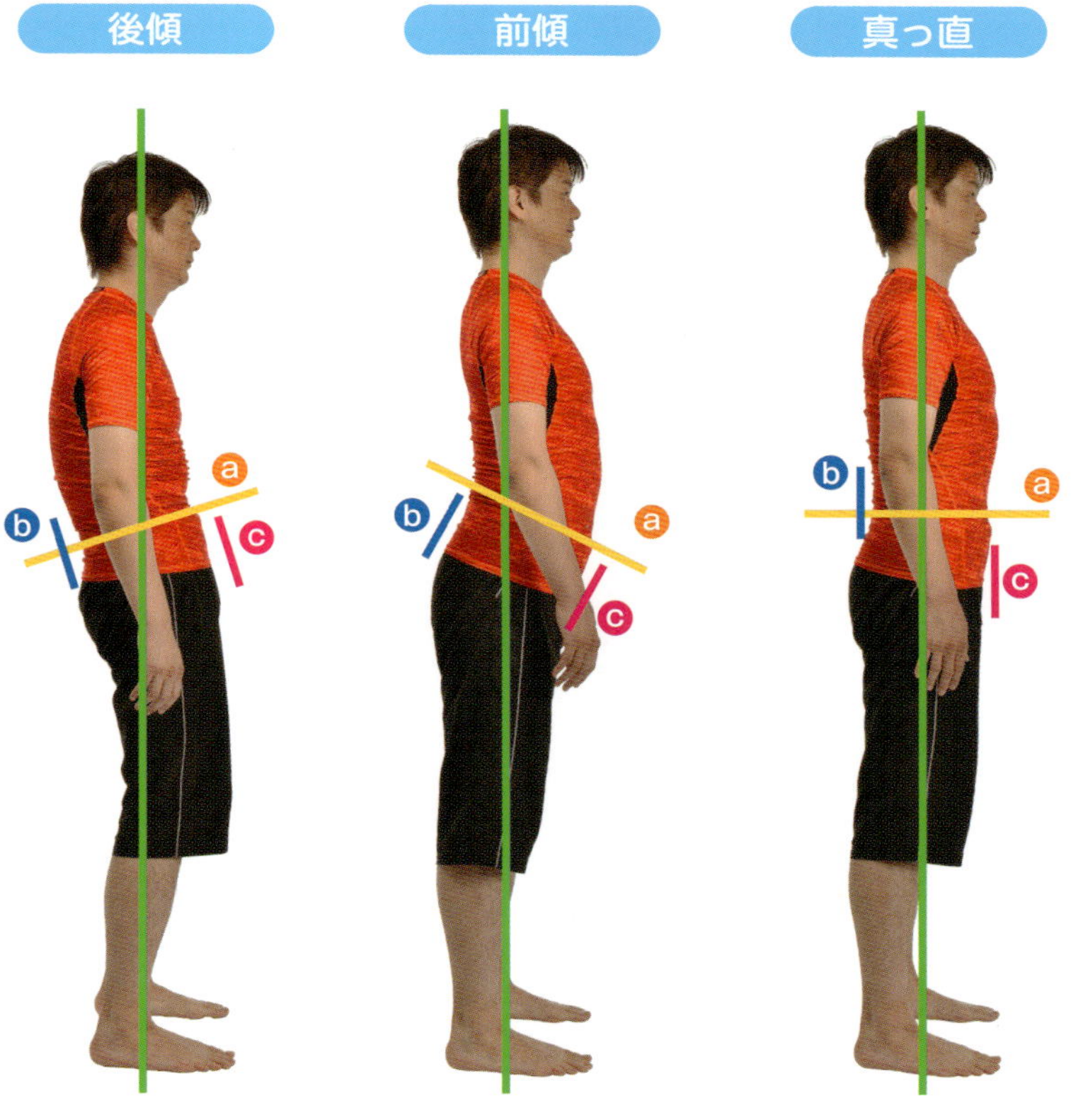

チェックポイント② 骨盤が右に傾いているか（右腰低）、左に傾いているか（左腰低）

次の順番でみていきます。

❶ 鏡の前で足を腰幅に開いて、正面を向けて立ちます。
❷ わき腹の真横を親指でおさえます。
❸ そのまま親指を下げていくと、骨にぶつかります。
❹ この部分が骨盤のてっぺんになるので左右の高さの違いを比べてみてください。

右が低ければ、右側の中殿筋の膠着の方が強く、左が低ければ、左側の中殿筋の膠着の方が強いということになります。

①と②のチェックで、前傾、後傾、右腰低、左腰低、がわかりました。
これをもとに4つのタイプに当てはめてみましょう。

チェックポイント②「左右の傾き」

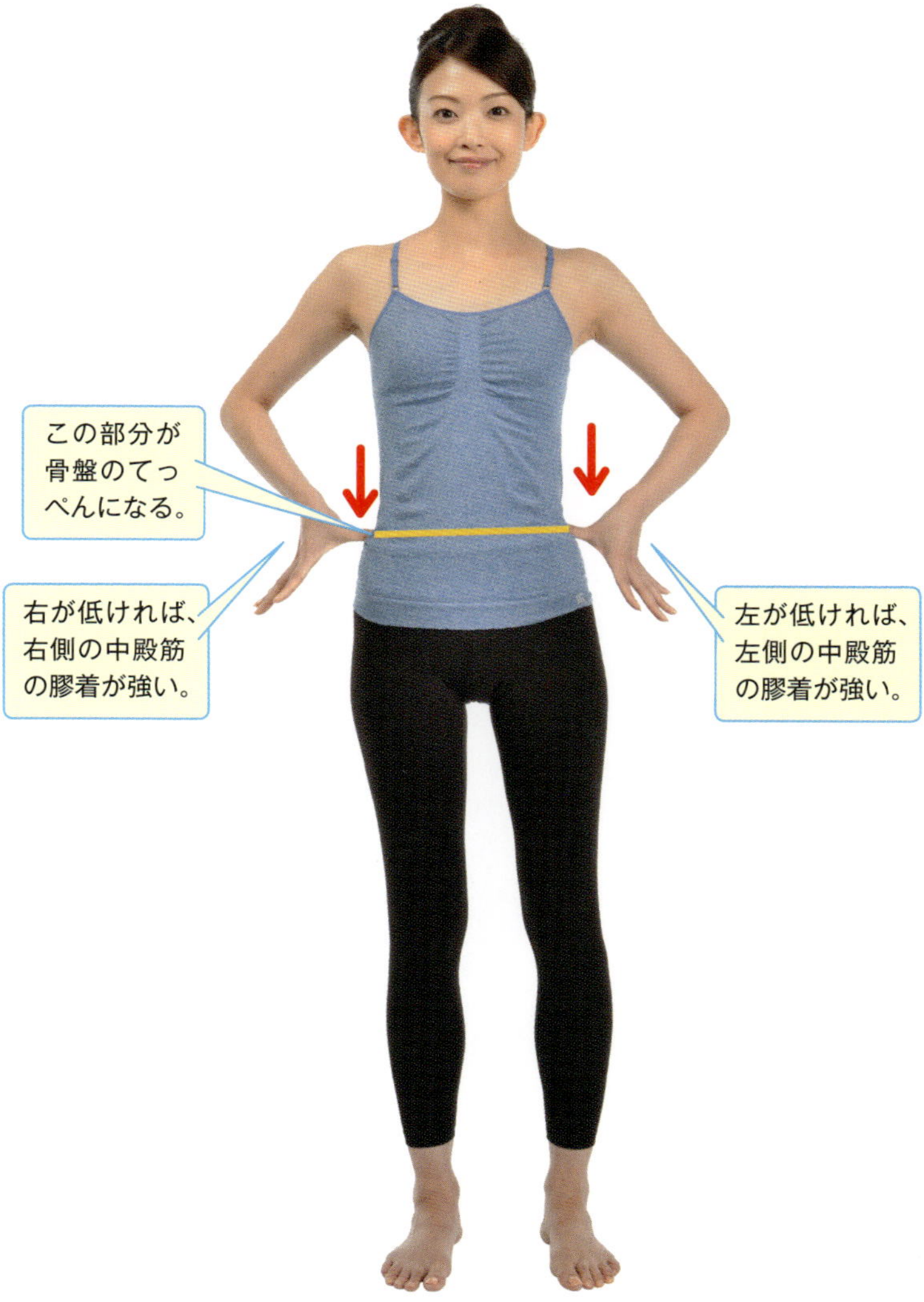
この部分が
骨盤のてっ
ぺんになる。
右が低ければ、
右側の中殿筋
の膠着が強い。
左が低ければ、
左側の中殿筋
の膠着が強い。

骨盤チェックは、前後左右の傾きで行う

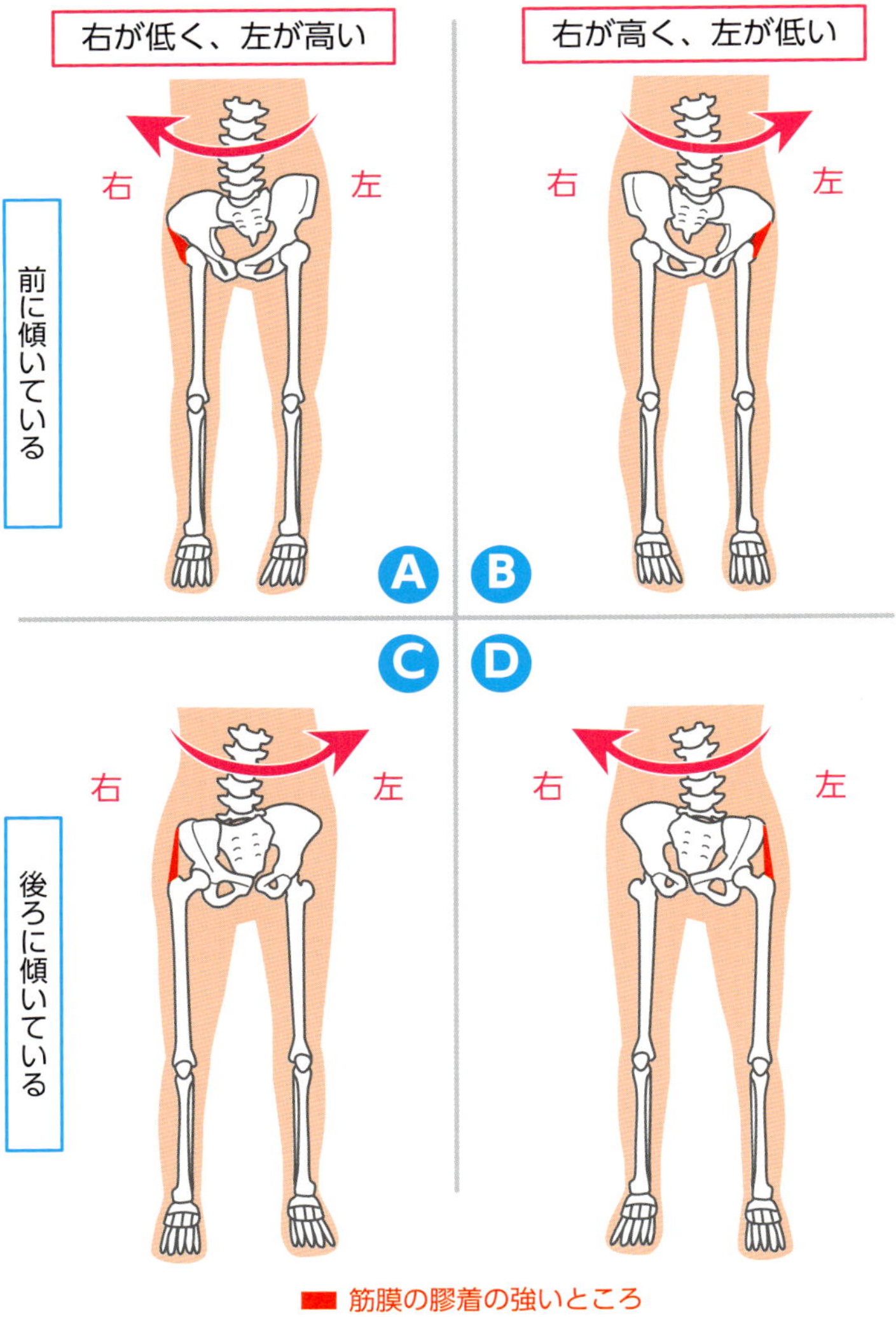

Ⓐ 前傾 ＋ 右腰低 …… 右の中殿筋の前側
Ⓑ 前傾 ＋ 左腰低 …… 左の中殿筋の前側
Ⓒ 後傾 ＋ 右腰低 …… 右の中殿筋の後側
Ⓓ 後傾 ＋ 左腰低 …… 左の中殿筋の後側

というように筋膜の膠着の強い場所が明らかになります。

腰のひねりもチェックしてみると、図の矢印の方向に上半身がひねりやすくなっているはずです。矢印と反対方向はひねりづらくなります。

タイプ別でわかった中殿筋の筋膜の膠着ポイントを中心に、中殿筋全体をゆるめていきましょう。左右同じ高さの人、前傾も後傾もなく真っすぐの人は、前後左右をバランスよくゆるめるようにしてください。

骨盤チェックは、お尻もみをする前とした後の骨盤の変化を、目で確認するのにも役立ちます。そのポイントへのアプローチで効果があったかの判断ができます。慣れてくると、固くなっている筋膜の膠着ポイントは、感覚ですぐにわかるようにもなります。骨盤の変化を楽しみながら、お尻もみ&骨盤チェックをしてみてください。

筋膜コンディショニング体験コラム❶

筋膜コンディショニングのおかげで、ヒザの痛みが消えた

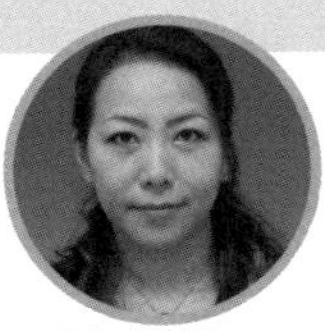

渡部眞紀さん
（40代）

宇田川先生の治療院には、２年近く前から通っています。

趣味でフラメンコをやっているのですが、ある時からヒザが痛くなって、階段の上り下りがスムーズにできなくなりました。職場で椅子から立ち上がるのにも時間がかかってしまう。そのうち歩くのも辛くなったのが来院のきっかけです。

ここに来る前にもマッサージや整体などを受けに行ったのですが、結局、またすぐに痛くなってしまって……。

それで、どこかもっといいところはないかとネットで探している時に、たまたまこちらのホームページを見つけました。筋膜というものにアプローチして治療するという説明が腑に落ちたので、行ってみようと決めました。

その判断は間違っていなかったですね。

最初に施術をしてもらった時は、すごい激痛でしたが（笑）、もうその日の帰りに効果が表れました。体が軽くなり、ヒザが痛くなくなったのです。

また、足が以前よりも上がるようになって、可動域が広がったので、フラメンコの動きもよくなったように思います。

それでも長時間のデスクワークとフラメンコの練習で身体を酷使していますし、家事・育児の負担も大きいので、今も体のメンテナンスとして隔週で治療を受けに通っています（談）。

PART 2

筋膜を整えれば不調はなくなる

1

なかなか治らない症状で悩んでいませんか？

私の治療院では、宣伝広告などの営業は一切していません。

実をいうと看板も出していないので、通りがかりの人や地域の人は、ここに治療院があることなど知るよしもありません。それでも、毎日多くの患者さんがいらっしゃいます。初めて治療院に来られる方たちの共通するお悩みは、次のようなものです。

「半年前に腰が痛くなって、それから痛みが全然取れないんです」

「毎年定期的に、ギックリ腰になります」

「椎間板ヘルニアだと言われました」

「ひざが痛くて曲がらなくなってしまいました」

「脚のむくみが取れなくて、重だるくて……」

しかも多くの方がかなり長い間、これらの症状を抱えているのです。この本を手に取っている、あなたにもこのような悩みがあるのではないでしょうか？

様々な治療や施術を受けているにもかかわらず、なかなか治らない痛みや症状で悩まれているのではないですか？

私の治療院に通われている方たちに共通する、喜びの声は次のようなものです。

「腰の痛みが出なくなりました」

「あれだけ悩まされていた、坐骨神経の痛み、しびれがなくなりました」

「もう何年もギックリ腰になっていないです」

「椎間板ヘルニアはもうそんなに気になりません」

「ひざが曲がるようになり歩きやすくなりました」

「脚のむくみが取れてスッキリ軽いです」

なぜ、これまで様々な治療や施術を受けていたにもかかわらず、なかなか改善されなかった症状が、私の治療院で改善されたのでしょうか？

2

痛いところを治そうとしているから治らない

あなたはカラダに痛みを感じる時、どこが悪い、どこがおかしいと思いますか？

腰が痛ければ腰、ひざが痛ければひざ、四十肩であれば腕の付け根の肩、頭痛なら頭、と痛みを感じるところに不具合があると思うのではないでしょうか。

実際にお医者さんに行くと、こう言われるようです。


腰が痛いとき、「腰にヘルニアが見られますね」

ひざが痛いとき、「ひざの軟骨がすり減っていますね」

肩が痛いとき、「肩に石灰沈着が見られますね」

関節の痛みならほとんど、「加齢によるものですね」

頭痛のとき、「検査では異常がないですね、痛み止めの薬を出しておきましょう」

ほとんどの場合、痛みのある場所を診て、痛みのある場所に原因を探し、痛みのある場所に直接アプローチする方法を取ります。

ところが、何週間、何か月、何年と月日が経っても変わらない。実はこれらすべて、私の治療院に来るようになって痛みが解消された方たちが、初診時にお話されていたことです。

◉痛いところに原因があるとは限らない

なぜ、ずっと治っていなかった方たちが治るのか。

それは**「痛みの出ている場所」ではなく、「痛みの原因の場所」にアプローチして、問題を解消したから**です。**「症状の出ている場所」と「症状を引き起こしている原因の場所」は必ずしも一致しない**ということです。

私自身の話になりますが、こうした症状を治す経験を積んでくると、患者さんが訴えている「痛みの場所」と同時に、「原因の場所」が頭に浮かびます。いつの間にか「痛みの場所」と「原因の場所」を無意識に区別するのが当たり前になっていました。

知人に言われて気づいたのですが、私は頭痛を感じたとき「頭が痛いなぁ」と言いながら、無意識に首の詰まっているところに手が直行していたのです。よくよく考えてみれば、「頭が痛い」と言いながら首をグリグリしているのですから、見ている方からすると、少し違和感があるのかもしれません。

そのため、頭痛がしていても、まずは首の詰まっているところを治そうという意識が働くので、薬を飲むということはほとんどありません。

「ひざが痛いなぁ」と言いながら、お尻をグリグリしていたりもします（笑）。ひざに痛みが出てもひざをなんとかしようとはしないのです。

腰が痛ければ腰を、ひざが痛ければひざを。普通は痛みを取ろうとして痛みを感じている場所を治そうとしてしまいます。電気を当てたり、湿布を貼ったり、薬を飲んだり、痛みを感じなくなるように神経に注射を打ったり、手術をしたり……。

しかし、それで本当にあなたの痛みは消えたでしょうか。一時的に消えたとしても、また同じようにぶり返してはいないでしょうか？

まずは気づいてください。

そのやり方をしていても治っていないという現実を。

痛みのある場所に痛みの原因があるとはかぎりません。なかなか治らないということは、痛みの原因は別の場所にあります。痛みの原因を解消すれば、不思議なくらい症状がなくなるのです。


もちろん、痛みのある場所に痛みの原因があるケースもあります。

ただそれでも、根本的な原因の捉え方が違っているために、治るものも治っていないということが非常に多いのです。

しかし、これも本当の原因を正しく捉えて解消すれば、不思議なくらい症状がなくなります。


では、この痛みや不調の元凶は、いったい何なのでしょうか？

それは、医学の歴史の中でずっと見過ごされ続けてきた「あるもの」に秘密があるのです。

3

医学の歴史の中で見過ごされ続けてきたもの

あなたは信じられますか？

こんなにも発達し多くの人を救っている現代の医学で、ずっと見過ごされ続けてきたものがあるということを。

人体解剖の始まりから「それ」が存在しているのはわかっていたはずです。なぜなら、「それ」はカラダのどの場所にも存在しているものだからです。にもかかわらず、「それ」が持つカラダにとっての重要な役割と機能は、医学の長い歴史の中でずっと見過ごされ続けてきました。

もし、「それ」の重要な役割と機能の知識が、現代の医学でも解剖学の基礎として当たり前のものになれば、なかなか治らない痛みや症状の多くが今まで以上に解消されていく可能性は、飛躍的に高まるに違いありません。

それほどまでに重要な役割と機能を持ち、なかなか治らないカラダの痛みや多くの症状を解消するカギとなる「それ」とは何でしょうか？

「それ」は**「筋膜」**です。

最近になってようやくテレビなどで取り上げられ、だんだんと知られるようにはなってきた筋膜ですが、それでもまだ、その仕組みについてハッキリと理解されるには至ってないように思います。

医療を勉強する人たちの基礎になる解剖学の教科書では「筋膜」について、こう書かれています。

筋肉を包む結合組織で、筋肉を保護し、隣り合う筋肉同士が動くときに摩擦が起こらないように、運動を円滑にしているもの。

この働き自体とても重要なものなのですが「筋膜」についての説明は、ほぼこの2、

3行程度で終わりです。いかに重要視されていないか、おわかりいただけると思います。

◉筋膜が無視されてきた訳

しかし、それも当然のことです。

医学の基礎である解剖学は、カラダの内部をメスで部分ごとに細かく切り分けて研究していく学問です。そのおかげでカラダのしくみがわかるようになり、様々な病気の原因もわかるようになりました。外科手術の技術や薬が発達していき、数多くの人たちの命が救われ、様々な病気や外傷が治せるようになったのです。

その恩恵は図りしれないものですが、それが裏目に出てしまった面もあります。

それは、全体を繋げることでバランスを保っていたものが切り刻まれて、バラバラにされてしまったということです。

「筋膜」は、一つの連続体として全身に張り巡らされていて、カラダの各器官を一つの統合体としてまとめています。たとえるなら、**全身タイツのようなネット状のもの**

が、カラダの表面から深部まで張り巡らされているようなイメージです（65ページ参照）。そのネット状の筋膜は、骨や筋肉、血管や神経、内臓などがバラバラにならないように、一つのカラダとしてまとめています。

つまり、筋膜が全体のつながりとバランスを保っているから、それぞれの器官が連携して機能を十分に発揮することができるのです。

ところが、**その「筋膜」は、切り刻まれてバラバラにされてしまっていた**のです。

これが、カラダにとって欠かすことのできない「筋膜」の重要な役割と機能が医学の歴史の中で見過ごされ続けてきた理由です。当然、「筋膜」に隠されていた痛みや不調の元凶も気づかれないままになってしまったのです。

私の推測ですが、カラダを解剖する過程では、むしろ「筋膜」は邪魔なものと思われていたかもしれません。おいしいステーキを食べるときにも、ナイフで切りづらくて噛みきれないスジの部分が多いとがっかりしますから……（笑）

4

痛みの元凶は筋膜に隠れている

筋膜は医学の歴史の中で、その重要な役割と機能を見過ごされてきました。

そのため、筋膜に潜んでいた痛みや不調の元凶も気づかれないままだったのです。

実際、整形外科にいって「腰が痛いんです」「ひざが痛くて曲がらないんです」というと、レントゲンやＭＲＩなどを撮って検査します。そして、骨と関節の具合を診て、

「腰の骨の隙間が狭くなっていますね」

「椎間板ヘルニアで腰の神経を圧迫していますね」

「ひざの関節の隙間が狭くなっていますね」

「半月板が変形していますね」

というように、筋膜、筋肉を診ることはほとんどありません。「加齢によるものですね」「特に骨には異常がないようですね」と言われて、何の手当も受けられないということも多いと思います。

もちろん症状が現れたときには、まず検査をして病気などがないかを調べるのはとても重要なことです。しかし筋膜の概念がないせいで、そこに潜んでいる痛みや不調の元凶が、完全に見過ごされているのです。

今まで様々な症状が治らなかった理由はここにあります。逆に、この気づかれていなかった元凶を解消すれば、本当は治るものがたくさんあるということなのです。

●筋膜に隠された痛みの元凶とは何か

さて、この筋膜に隠された元凶とはなんでしょうか?

それは、**「筋膜の膠着《こうちゃく》」**です。「膠着」というのは、くっついて固まっているということ。「膠」という字は「にかわ」とも読みます。膠《にかわ》は、数千年前の古代から接着剤や染色などに使われていて、獣や魚のコラーゲン、ゼラチン質を抽出して固めたものです。身近なものでは墨汁にも使われています。

実は、**筋膜の主成分となっているのは、このコラーゲン**です。まさに「膠着」は、コラーゲンが主成分である筋膜がくっついて固まっている状態を表すのにピッタリの言葉なのです。

ここで、筋膜が膠着していると、カラダに何が引き起こされるのか、筋膜をピッチピチの全身タイツとしてたとえて見てみましょう。

この筋膜全身タイツで、たとえばお尻の部分が、よじれていたり縮んでいたりして固まっているとします。すると、どうでしょう？

明らかに脚は上がりづらく抵抗がかかって動かしづらく重くなりますね。さらに腰も引っ張られてカラダのバランスが傾きます。無理に動かそうとすればひきつれて動きが制限され、腰やひざ、背中、場合によっては肩にまで痛みが出てきます。もっと強く縮んでいたら、血液の流れが止められて痛みやしびれが足先まで起きてきます。血液の流れが悪くなれば、冷えやむくみが起こり、内臓の働きも鈍くなります。

そこで、このお尻の筋膜のよじれや縮みを解消したらどうでしょう？

脚もカラダもスムーズに動くようになり血液の流れもスムーズになるので、腰やひ筋膜の膠着を全身タイツにたとえると…

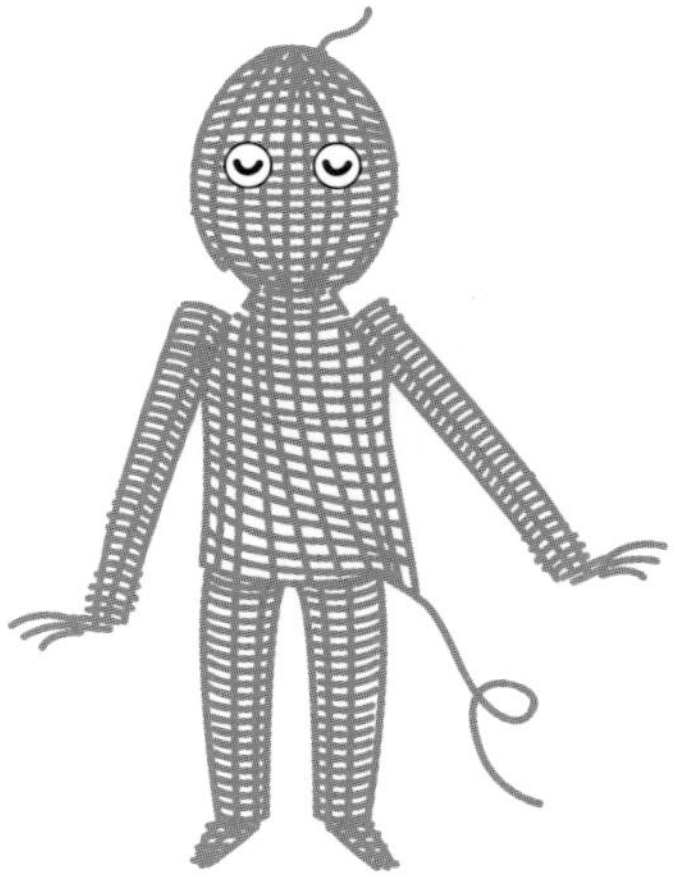

ざの痛み、むくみや足先のしびれなどが解消されていきます。

全身タイツはカラダの表面部分だけでつながっていますが、実際の筋膜は、表面だけでなくカラダの深部にまでつながっています。たとえると、ヘチマたわしの線維のように、網の目が深部にまで張り巡らされているイメージです。

お尻以外にも、筋膜の膠着はカラダのあちこちで起こります。ある一部の筋膜に膠着が起きると、その場所のみならず、カラダの離れたところの関節や内臓にまで痛みや不調が引き起こされることになるのです。

そう、**痛みや不調の元凶の正体は、筋膜の膠着だった**のです。

5

気づかずに何十年!? 隠れていた痛みの元凶

痛みの元凶である筋膜の膠着が、気づかれないまま何十年とカラダに深刻なダメージを与え続けることがあります。

小学生時代に階段からすべり落ちて、尻もちをついたあなた。幸い、骨も折らず、特に何の怪我もありませんでした。ところが中学生になると、運動が思うようにできなくなり、ひざに痛みも出はじめます。高校生になってからは腰がいつも重く張っている状態です。姿勢も悪く歩き方もぎこちなくなりました。お医者さんに診てもらっても、原因はわかりません。その間ずっと、あなたは意識的にも無意識的にも無力さや不安を感じるようになっていきます。成人した頃には、背中は丸まり、呼吸は浅くなり酸素が行き渡らないので疲れやすく、肌の色もくすみ、頭の働きも鈍くなります。原因不明の頭痛や関節痛が現れたりもします。

階段をすべり落ちたときから、あなたはずっと片方の足が一方の足より短いと感じていました。その理由は、足の骨の長さが違うからではなく、階段をすべり落ちたときに骨盤をひねったためだったのです…。

転んだ衝撃で骨盤を支えているお尻の筋膜が歪んだ状態で膠着してしまうと、そのままにしていても元には戻りません。骨盤は傾いたまま、股関節も片方が詰まっている状態。この筋膜の膠着はジワジワと全身に波及していきます。

そうすると重力とのバランスをとるために、上半身も傾き肋骨が歪みます。呼吸が浅くなり、カラダ中に酸素が行き渡らなくなります。さらにバランスを取るために首も傾きます。肩こりは取れず、脳への血流が不足し、本来の能力を発揮できないうえに、頭痛が現れたりします。鼻炎や難聴、視力低下なども起こりえます。カラダは錆びついたロボットのようにギシギシと動きづらい状態です。原因不明の関節痛が現れます。行動を起こすのが億劫で、気持ちも沈みがちになります。

数十年前の出来事がキッカケで…。信じられませんよね。

◉毎日の生活習慣によっても、筋膜は歪んでしまう

階段から落ちるような強い衝撃でなくても、ちょっとつまずいて転んだ程度の衝撃であったりとか、衝撃はないけれども傾いた姿勢でジーっとしたままデスクワークをしていたりとか、程度の軽いものから重いものまで、日々の生活の中で筋膜の膠着による歪みは起きています。

パソコンでマウスを使っていると、反対の左手はその間、ずっとキーボードから浮いた状態をキープしていることがありませんか？　何気ないその姿勢が、気づかないうちに左の前腕部の筋膜を膠着させてしまい、指が動きづらくなったり、肩や首にまで波及してしびれや痛みを引き起こしたりするケースも結構多いのです。

それで、お医者さんに行って首の骨を検査すると、ストレートネックですねとか、椎間板ヘルニアが見つかろうものなら、「ヘルニアが原因ですね」となるわけです。

筋膜が膠着してしまうと、そのままにしていては元にはもどりません。

ちょっと抑えて表面を動かしたり、伸ばしたりしたくらいでは、芯まで固まってし

まった筋膜はそうそう簡単にはゆるまないのです。固まりきってしまった筋膜の膠着は、全身にジワジワと波及していき原因不明の様々な痛みや症状を数十年かけて引き起こします。多くの病気を引き起こす原因になっている可能性もあるかもしれません。

繰り返し起こるギックリ腰や、曲がらなくなったひざ、取れない肩こり、頭痛などもこうした要因で起きています。ものすごく頑固な肩こりなどは、筋膜が深部まで強力に膠着しています。だからなかなか解消されないのです。

年齢を重なるごとにそうした筋膜の膠着が知らず知らずのうちに増えていきます。そうしてカラダが動かなくなってくるのを加齢のせいだと片づけてしまいがちです。しかし本当は、筋膜の膠着を解消していくことで年齢にかかわらずカラダは自由に動かすことができるのです。

少しばかり、筋膜の膠着の呪い…（笑）、のような怖い話になってしまいましたが、恐れることはありません。

今までなかなか治らなかった症状には、このような隠れた原因があるということに気づいていただきたかったのです。むしろ、この気づかれていなかった痛みの元凶、つまり筋膜の膠着を解消すれば、驚くほどカラダは機能を取り戻すことができます。

6

筋膜の役割1

カラダを支える

左図は下半身の骨を表わしています。カラダの下から、足、すね、ひざのお皿、太もも、骨盤です。すべてバラバラになっています(足の骨は細かいのでまとめてあります)。ここでイメージしながら考えてみてください。このバラバラになっている骨を積み木のように積み上げて、左図の形に完成させて保つことはできるでしょうか?

かなり難しいはずです。

四角いブロックやレンガなら、そのまま積み上げるのは簡単です。しかし、いびつな形をしている骨を、支えや留め具もなしに、このように積み上げることはできません。そのうえ上半身の背骨を積み重ねて、肋骨や腕の骨を引っ掛けてぶら下げることなど、とても不可能です。骨と骨のつながる関節面は合わさりやすい形になってはいますが、滑らかに動けるように丸みのある凹凸になっているので、それぞれの骨を積

支えなしで骨だけを積み上げることはできない!?

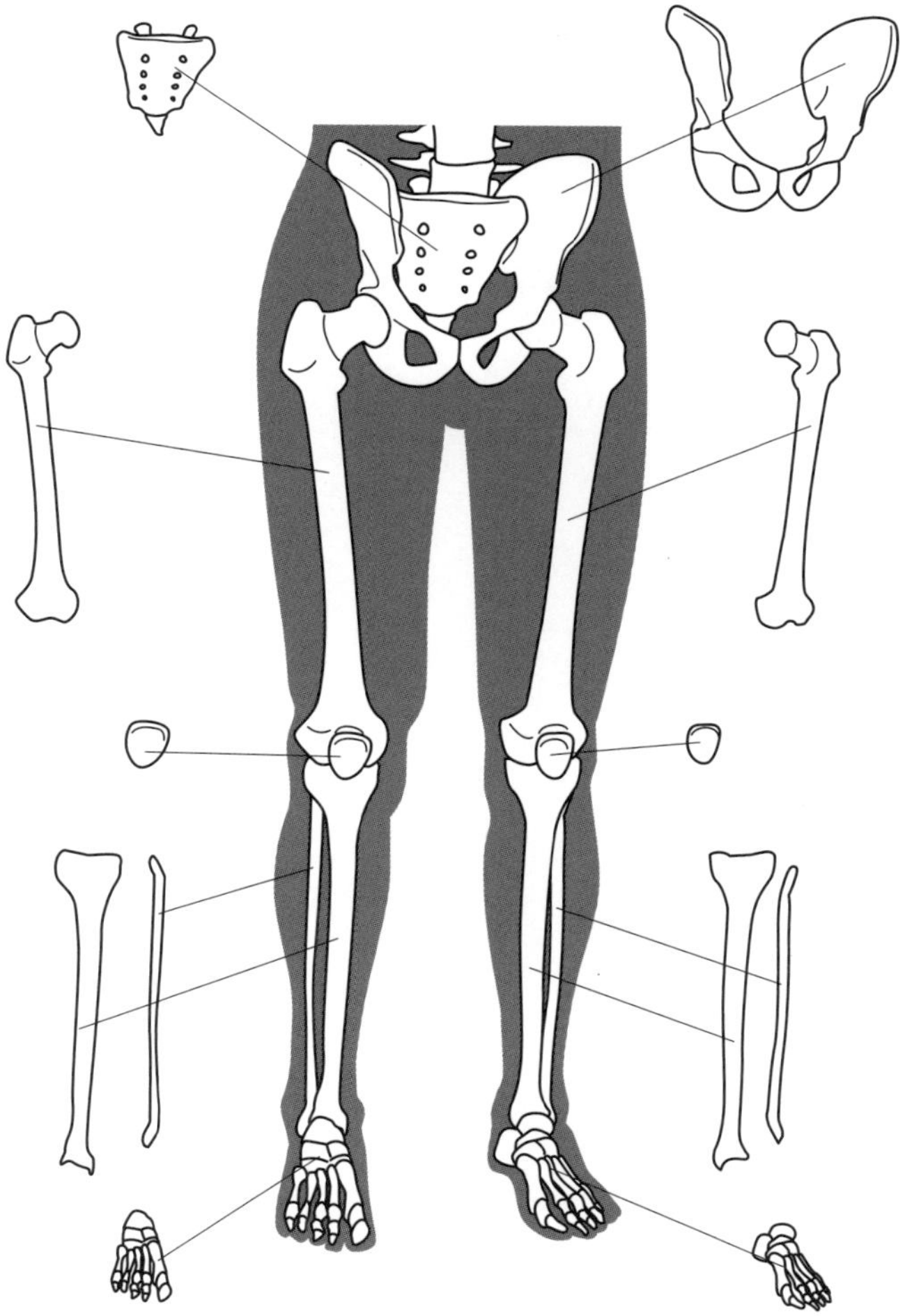

み重ねて立てることは非常に難しいのです。

人体骨格の模型や博物館の恐竜の骨などがカラダの形でまとまっているのは、金具などを使って組み立てられているからです。そのため関節を動かすことはできません。

つまり、**骨だけでカラダの構造を保つことはできない**のです。

◉筋膜の張力がカラダを支えている

筋膜の張力がカラダを支えているイメージとして、テントを例に説明します。テントは、骨組が布地とロープで引っ張られて、バランスを取っています。もし布地とロープがなければ、テントは形を保つことができませんし、布地の一部分がよじれていたり、ロープが縮んでいたりすると、骨組は傾き、形は歪んでしまいます（左図参照）。

カラダも同じで、全身に張り巡らされている筋膜の張力が、骨を支えることでバランスを取りながら構造を保っています。そのため、筋膜の膠着により張力のバランスが崩れると、骨が傾きカラダに歪みが生じてしまうのです。

筋膜は、私たちが地球上で重力と協調して活動できるように、カラダの骨組みを支えバランスを保つ重要な役割を果たしているのです。

筋膜の張力が骨組を支えている

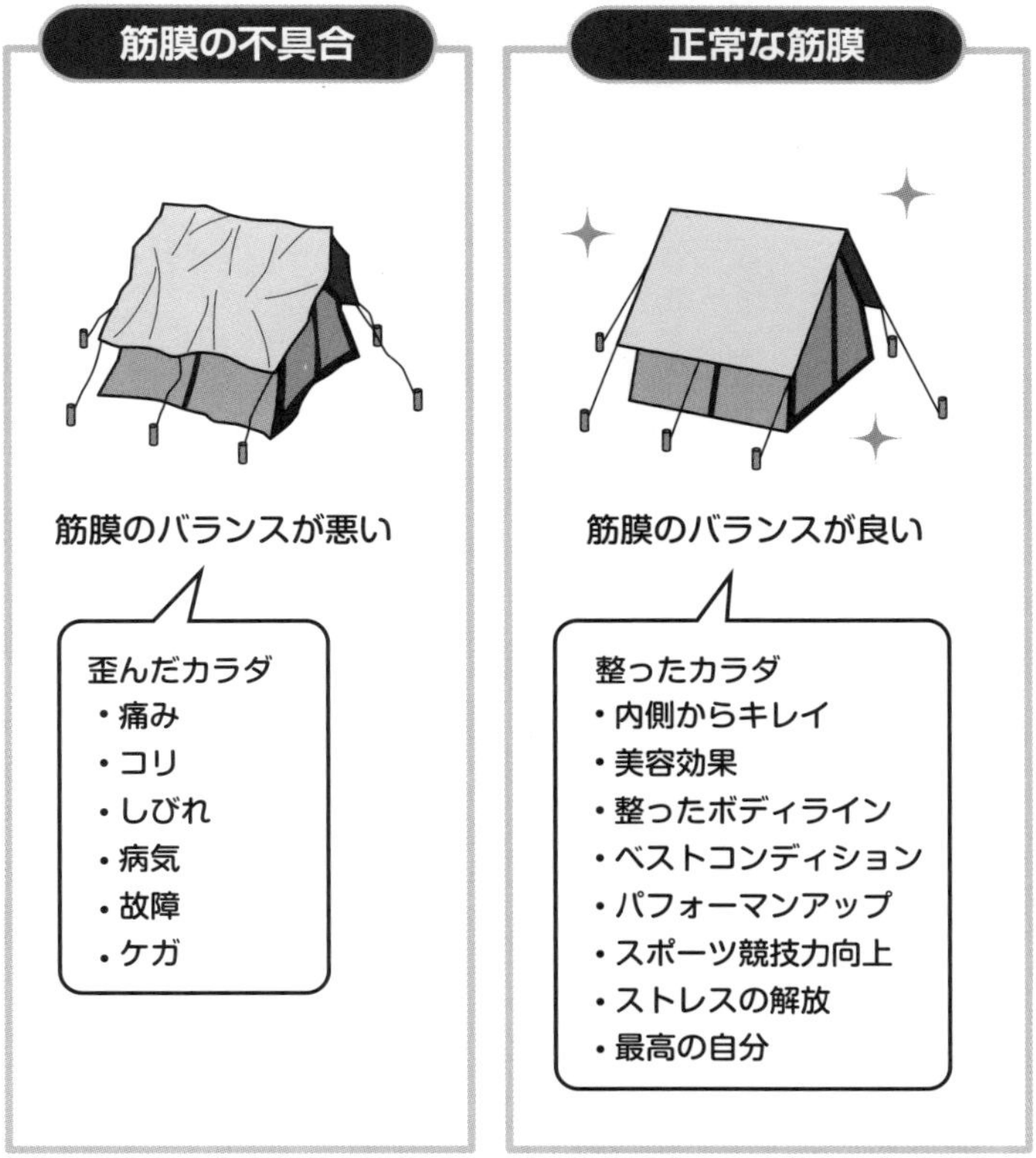

7

筋膜の役割②

カラダを形づくる

人のカラダには200個の骨があります。筋肉は約400個。その他に血管、神経、リンパ管、内臓などがあります。さらに、血液やリンパ液などの体液が流れています。歩いたり、走ったり、飛んだり跳ねたりなど、私たちがどんなに激しくカラダを動かしても、骨や筋肉、内臓、血管、神経、血液などは、バラバラにはなりません。

しかも、成人のカラダの約60％は水分です。半分以上が水分である固まりが、カラダの形を保ったまま、あちこち移動して活動できるのですから、よく考えてみれば驚きの物体ではないでしょうか。

実は、これを可能にしているのも、筋膜です。筋膜には、カラダを形作り、内臓や筋肉などの各組織を区分けしている容器の役割があります。

人間のカラダを、グレープフルーツに例えてみましょう。

グレープフルーツの果肉1粒1粒が細胞です。果肉1粒1粒はまとめられ、薄い膜に包まれて一つの房になっています。一つの房がそれぞれ骨や筋肉、内臓などの器官です。これら一つひとつの房が膜で区分けされながらも、くっついて、厚い外皮で囲まれて一つのグレープフルーツとしてまとめられています。これらをまとめている様々な厚さの膜が、人間の筋膜にあたります。

このように筋膜によって、骨や筋肉、内臓、血管、神経などが区分けされながら一つにまとめられているおかげで、水分の多い私たちのカラダは、動き回ってもバラバラになることなく機能しているのです。

◉神経や血液の通りに影響も

カラダの中でもっとも太い神経である座骨神経は、お尻の筋肉の一つである梨状筋《りじょうきん》の下を通っています。太ももの付け根、股関節の内側には、太い動脈と静脈が通っています。

こうした部位などで、膠着により筋膜の容器に歪みが起きれば、当然、神経の通りに支障が生じたり、血管は圧迫されて血液の流れが悪くなります。顔のむくみなどは、顔面部から心臓へ戻る静脈の通り道である首と肩の筋膜の膠着によって、血液の流れが滞ってしまっているのです。血液やリンパ液の流れが滞れば、酸素や栄養の供給が不足したり、老廃物が溜まったりもしてしまいます。

たとえばこれは、ねじれたホースで水の流れが悪くなっているイメージです。この状態のままで、一般的なマッサージやエステなどで血液やリンパを流しても、一時的にはスッキリするかもしれませんが、根本的な解決にはなりません。ホースはねじれたままだからです。

しかし筋膜の膠着を解消すれば、ねじれたホースが本来のホースに戻り、水が自然にスーッと流れるように、血液やリンパの流れもスムーズになるのです。

筋膜は、筋肉、血管、神経、内臓などの配置を定め、収めている容器としての重要な役割を果たしているのです。

8

筋膜の役割③

カラダを繋げる

筋膜は全身に張り巡らされていて、頭から足の先までつながっています。筋膜の主成分であるコラーゲン線維の糸で編み込まれた、全身セーターといってもいいでしょう。ですから、全身セーターのはじの毛糸をギュッと一本引っ張ると、全体の形がひずみ、引っ張った力は、セーターの逆の端まで伝達されます（65ページ参照）。

また、引っ張られたライン上では、血液やリンパ液の流れ、神経の通りは悪くなり、カラダも突っ張って動きにくくなってしまいます。筋膜の一部分の膠着による張力のひずみが、カラダの形を歪ませながら、遠く離れたところまで波及してしまうのです。

足の小指のツボにつまむ程度の刺激を与えるだけで、前屈を数センチ柔らかくすることができます。鍼灸の治療で足の小指のツボは、首のこわばりや頭痛、目、鼻などの症状に使われることもあります。このような現象は、まだハッキリと解明されてはいませんが、筋膜のつながりのラインが影響しているという説明もできるかもしれません。

実際、経穴《けいけつ》（ツボ）の流れのラインと筋膜のラインには似ているところがあり、ある症状を治すための鍼灸《しんきゅう》の経穴と筋膜の施術のポイントが一致することがあります。私自身、鍼灸師でもあるのでカラダにある約365個ある経穴の位置のほとんどを把握しています。筋膜の施術をしていると、「あぁ、だからこの症状にはこの経穴を使うのか！」と気づくことがよくあるのです。

◉鍼の「ツボ」と重なる筋膜のライン

鍼の治療で「ひびき」といわれる感覚があります。

ひびきというのは、経穴に与えた刺激で「ジワァ」とか「ビンッ」「ボワァ」「ズン」といった言葉では伝えづらい感覚が、その場所から広がったり、気の通り道である経絡《けいらく》のラインに沿って遠くに伝わったりする現象です。全身に約365個ある経穴と、その流れのラインである経絡は、数千年の臨床経験の集積から見つけ出されてきたもので、解剖学として何なのかは完全には解明されていません。なぜなら、血管や神経のつながりでは説明しきれないからです。

じつは、この**経絡のラインと筋膜のラインが非常によく似ています**。

実際、内臓の不調がカラダの表面に痛みや固さとして現れていて、筋膜への施術で内臓の不調が改善することもよくあります。足裏に内臓の状態が現れる反射区なども、筋膜の伝達経路を伝わって現れている可能性があります。筋膜を知ることで、もしかすると、数千年の歴史で積み上げられてきた東洋医学の理解も深まるかもしれません。

このようなイメージを持てると、痛みを感じている場所に、必ずしも痛みの原因があるわけではないということも、理解しやすくなるのではないでしょうか。今まで痛い所にアプローチしてなかなか治らなかった症状でも、痛みを引き起こしている原因である筋膜の膠着を解消すれば、確実に治っていくのです。

筋膜はカラダ全体を繋げています。その役割を意識するだけでも、カラダとの付き合い方が変わってくるはずです。

9

お尻には痛みの元凶がたくさん潜んでいる

これまでの内容をまとめると、なかなか痛みや症状が消えない理由は次の2つです。

- **痛みや症状が出ている場所に原因があると思いこんでいる**
- **痛みや症状の原因である筋膜の膠着がなかなか解消できない**

痛みの元凶である筋膜の膠着の場所を見極めて、それを解消してあげれば、今までなかなか治らなかった痛みや不調などが驚くほど解消されていきます。とはいえ、この元凶は症状やその人のカラダの状態によって全身の様々な場所に現れます。

だからこそ**多くの症状の元凶になりやすい場所を知っておくことがとても役に立ちます。**その場所の元凶を解消すれば、様々な不調を解消することができるからです。

カラダの様々な場所にあらわれる元凶の中でも、ほとんどの人に共通して現れている部位があります。さらに、その部位は他の部位にくらべてカラダ全体への影響力が強く、多くの症状の解消にもつながりやすいところです。それなのに誰もそんなところに元凶が潜んでいるとは思いもよらなかったところ…。

それが「お尻」です。

「お尻…!?」

「お尻なんて柔らかいだけで何にも感じないけど…」

「まだ腰痛くらいなら、近い場所だからわかるかな…」

「ひざの痛みがお尻で治るなんて、とても信じられない…」

実際にお尻の筋膜を施術していると、患者さんが「先生、足の先まででくる」とか「内ももがつりそう」「すねの横に感じる」と言われることがよくあります。「ひざの痛いところに響いている」と、お尻の筋膜の膠着が明らかに、その痛みを引き起こしているのがわかるときもあります。そのようなときは、お尻の筋膜の膠着を解消すると、痛みは消えてしまいます。

◉お尻は、上半身・下半身の連結地点

足の先から遠く離れている頭まで筋膜はつながっていて、端から端にまで影響します。お尻は、筋膜のつながりのライン上で上半身と下半身の連結地点にあり、カラダの中間地点にあるので、上下への距離が近く影響しやすい場所です。特に不安定な骨盤を支えている中殿筋《ちゅうでんきん》（95ページ参照）は、固まりやすく、常に力が入り続けている場所なので、ゆるむことがありません。そのため、筋膜の膠着が日に日に蓄積されていってしまうのです。年齢を重ねるごとにカラダが動きづらくなる原因は中殿筋の筋膜の膠着であるといっても過言ではありません。

また筋膜は、カラダの動きだけでなく、内臓にまでつながっていて影響を及ぼしています。お尻の筋膜の膠着を解消することで、胃腸の働きがよくなったり、生理痛や月経不順も改善されたりします。お尻で片頭痛が取れることさえあります。

痛みの元凶が多く潜んでいる場所。それが筋膜ネットワークの中心である「お尻」なのです。お尻に潜んでいる元凶を解消すれば、カラダ全体のバランスが整い、様々な症状改善に効果があります。次の章で、このあまり知られていないお尻について、お知りになっていただきましょう！

筋膜コンディショニング体験コラム❷

ゴルフのやり過ぎで始まった腰痛が劇的に改善された

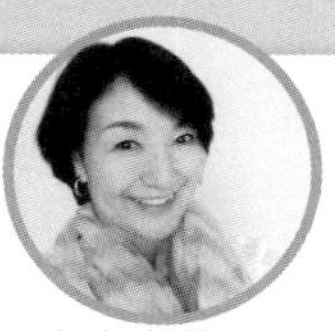

森山広美さん
（仮名、60代）

これまで20年近くも腰痛に悩まされてきました。40代になってからゴルフを始め、数年前からは週に２回コースを回っています。もともと体に歪みはありましたが、ゴルフは一方向の運動ですから、それが原因ですよね。

今まで鍼やマッサージ、病院など7か所くらい行きましたが、少しは楽になっても、すぐに強い痛みが戻ってくる状態。このままずっとこの痛みと付き合っていかなければならないのかな、ゴルフもあと何年できるかな、と諦めかけていた時、ＮＨＫで筋膜の特集をやっているのを観ました。すぐにネットで検索したところ、こちらの治療院がヒットして、たまたま家からもそんなに遠くなかったので即予約を入れました。

１回目はあまりに痛くて息もできないくらいでした。テレビで気持ちよさそうにしていたのと全然違う!?　でも、何か今までとは違うと感じたので、とにかく最低１ヵ月は通ってみようと思ったのです。大げさですけど、最初の４回は本当に窒息するんじゃないかと思ったくらい（笑）。それが約１年前のことです。

でも、確実に腰の痛みが和らぎ、５回目くらいからは施術の痛さにも余裕が出てきました。長い間、悩まされていた肩こりと、肩こりから来る頭痛もなくなりました。

ひざ痛も、整形外科では加齢による変形性膝関節症と診断され、週一回のヒアルロン酸の注射と温熱療法を５回受けましたが、全くよくはなりませんでした。それがこちらに来て二度の治療で痛みが消え、できなかった正座もできるようになったのです。

これからも一日でも長くゴルフを楽しむために、一生メンテナンスに通い続けるつもりです（笑）。

五感を研ぎすませて

13年前、私が筋膜にアプローチする施術を学び始めた頃、筋膜がどのようにつながっているかは、当時すでに筋膜の施術で20年以上のべ数万人の臨床経験を積んできた師匠から教わることでしかわかりませんでした。

教わったことに加えて、解剖学上の筋肉の働きを通した骨格の動きの連動、神経のライン、経穴（ツボ）の流れを意識しながら、実践の中で患者さんのカラダがどう変化するかを観察し感じとることで、筋膜のつながりの理解を深めていきました。

施術力を高めるためには、五感を研ぎ澄ませ、感性を磨いていく必要がありました。

患者様のカラダをパッとみて、顔色、空気感、歪みの状態を把握し、カラダの状態と、どの筋膜に膠着が起こっているかを見極める視覚。

治療室内で施術をしている最中でも、治療院に入って来られる方のドアの取っ手にかける力の入れ具合からドアを開けるスピード、靴を脱いでスリッパに履きかえる動作の流れ、待合ソファまで歩く時の床を踏む強さ、ソファに座る勢い、これらの音を聞き分ける聴覚。

非常に言葉で説明しづらいのが、施術でカラダへアプローチする感覚です。筋膜の状態の変化や、筋膜の膠着を効率よく解消する強さや角度、ポイント、呼吸、リズム、スピード、これらをコントロールしながら感じとる触覚。

理屈だけでは、説明不可能な現象もたくさんあります。

真の施術力を身に付けるには、何年もの修行を積まなければならない職人技が必要とされます。

世の中には、理屈だけでは身に付けられない、訓練を積み重ねることでしか身に付けられない技というものが、たくさん存在します。

こればかりは、どんなに一生懸命、座学で勉強しても身に付けることはできません。

スポーツと同じで、トレーニングを積み重ねる必要があるのです。

こうして日々、技を磨きつつ「もっと患者さんによくなってもらうにはどうしたらいいだろう…」と、終わりのない問いかけに悩み悶えながら、自分自身とも戦う日々が続いております（汗）。

PART 3

お尻のことをお知りですか？

1

あなたのお尻は固まっています！

「あなたのお尻は固まっています！」と言われてもピンとはこないでしょう。「ん～、触ってみても柔らかいし…」と思うかもしれません。触ってみて柔らかいと感じているのは、お尻の表面の脂肪です。手で触ったり押したりしたくらいではわかりづらいのですが、深部はかなり固まっています。また表面であっても固まっているポイントがたくさんあります。

実は、この固まっている部分が、**お尻に隠れている筋膜の膠着**なのです。

実際に私の治療院で施術を初めて受ける方は、みなさんすごく痛がります。表面の固まっているポイントに的確に当てると、軽く腕を乗せたくらいの強さでも、すごく痛いのです。1、2割程度の力を入れただけでも大変です。「その1、2割がすごい力なのでは？」なんて言われそうですが、私はそんなに力持ちではありません。

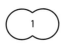

なぜ軽い刺激でも痛いかというと、筋膜の膠着しているところは緊張度が高くなっているからです。ギュッと縮んで固まっていたり、反対にピンと伸びて張りつめていたりします。そのため、ちょっとした刺激が強い刺激に感じられてしまうのです。筋膜の膠着具合によっては、痛いよりもくすぐったく感じることもありますし、もっとひどくなると感覚がなくなってしまっていることもあります。

こうした感覚も、筋膜の膠着を解消していくにつれて気持ちよさに変わってきます。

ご自身でお尻がいかに固まっているかを確認するには、テニスボールなどを床の上において、その上にお尻を乗せてみるとわかります。テニスボールでも初めてだと結構痛いはずです。テニスボールは、ご自宅にない方も多いかと思いますが、お尻もみにも使いますので、100円ショップなどで購入しておいてもいいでしょう。感覚がわかってきたら、お好みに合わせて色々なボールで試してみてもかまいません。

ところでなぜ、ほとんどの人が、お尻が固くなっていることに全然気がついていないのでしょうか？

その理由は、お尻がカラダの中でも非常に感覚の鈍いところだからです。

お尻の固さを確認してみよう！

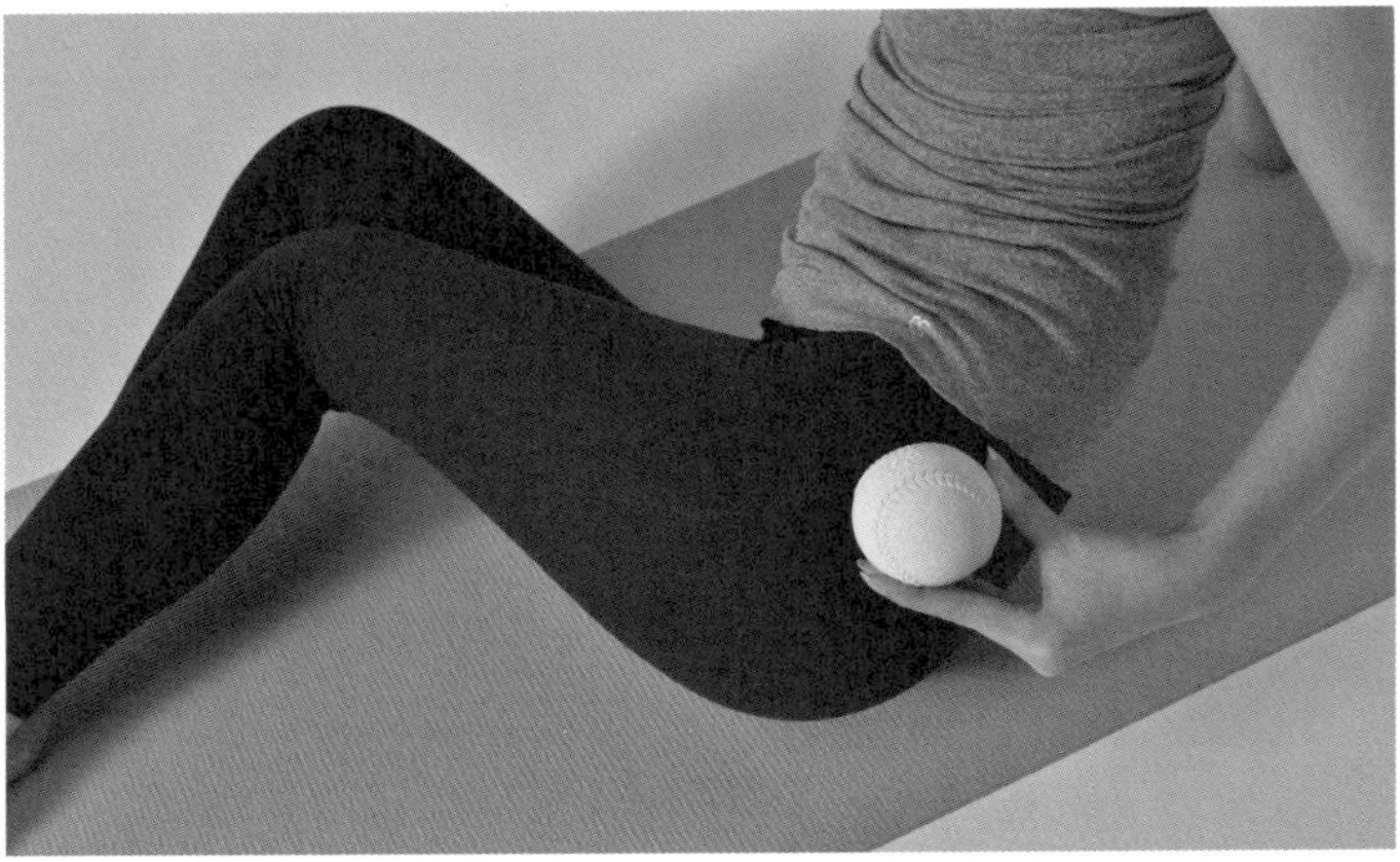

ボールを当てる位置は、24ページで確認した親指と中指の間の中殿筋に。

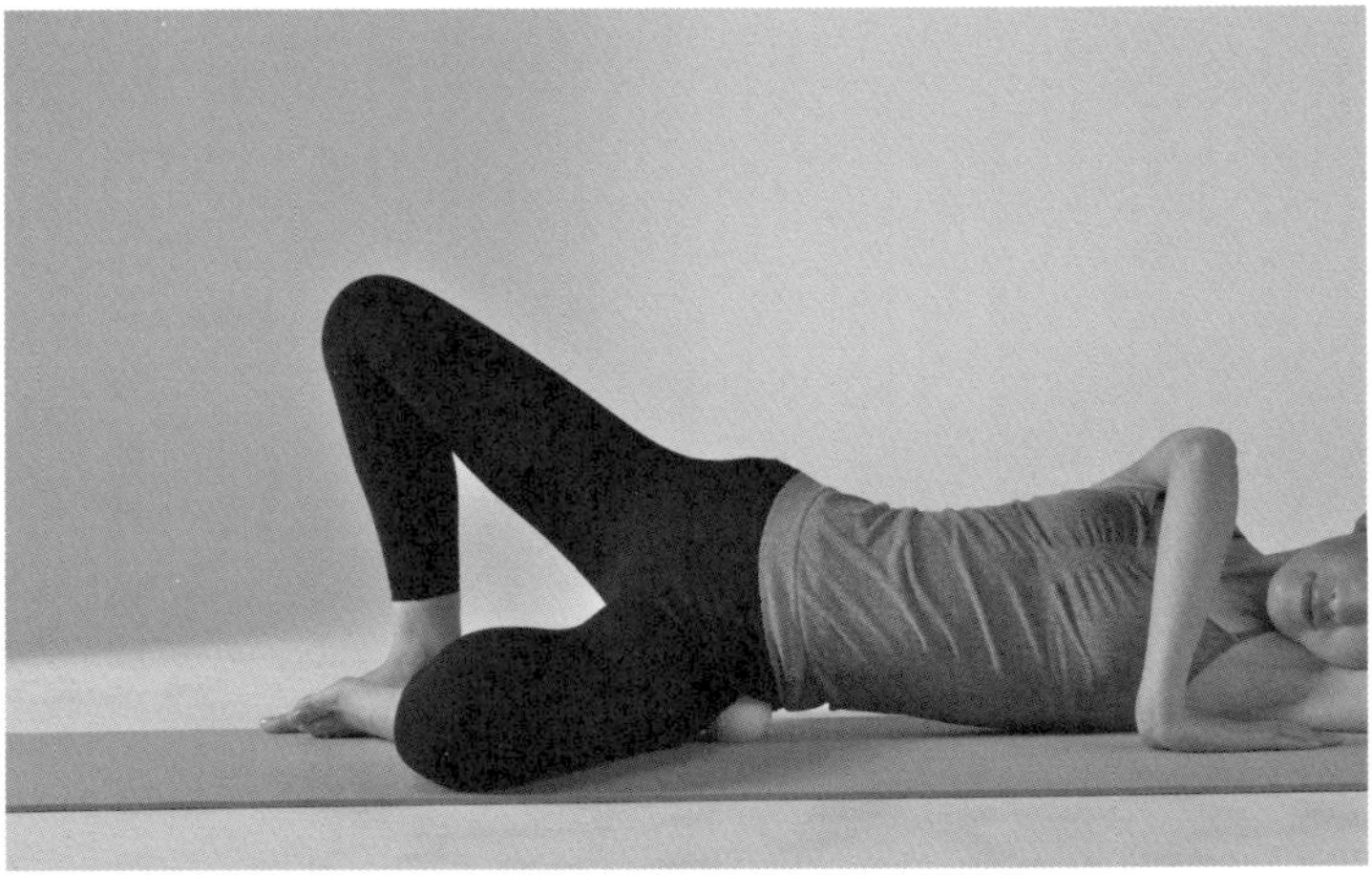

ボールの上にお尻を乗せて確認してみましょう。

お尻の感覚が反映されている脳の領域は小さい!?

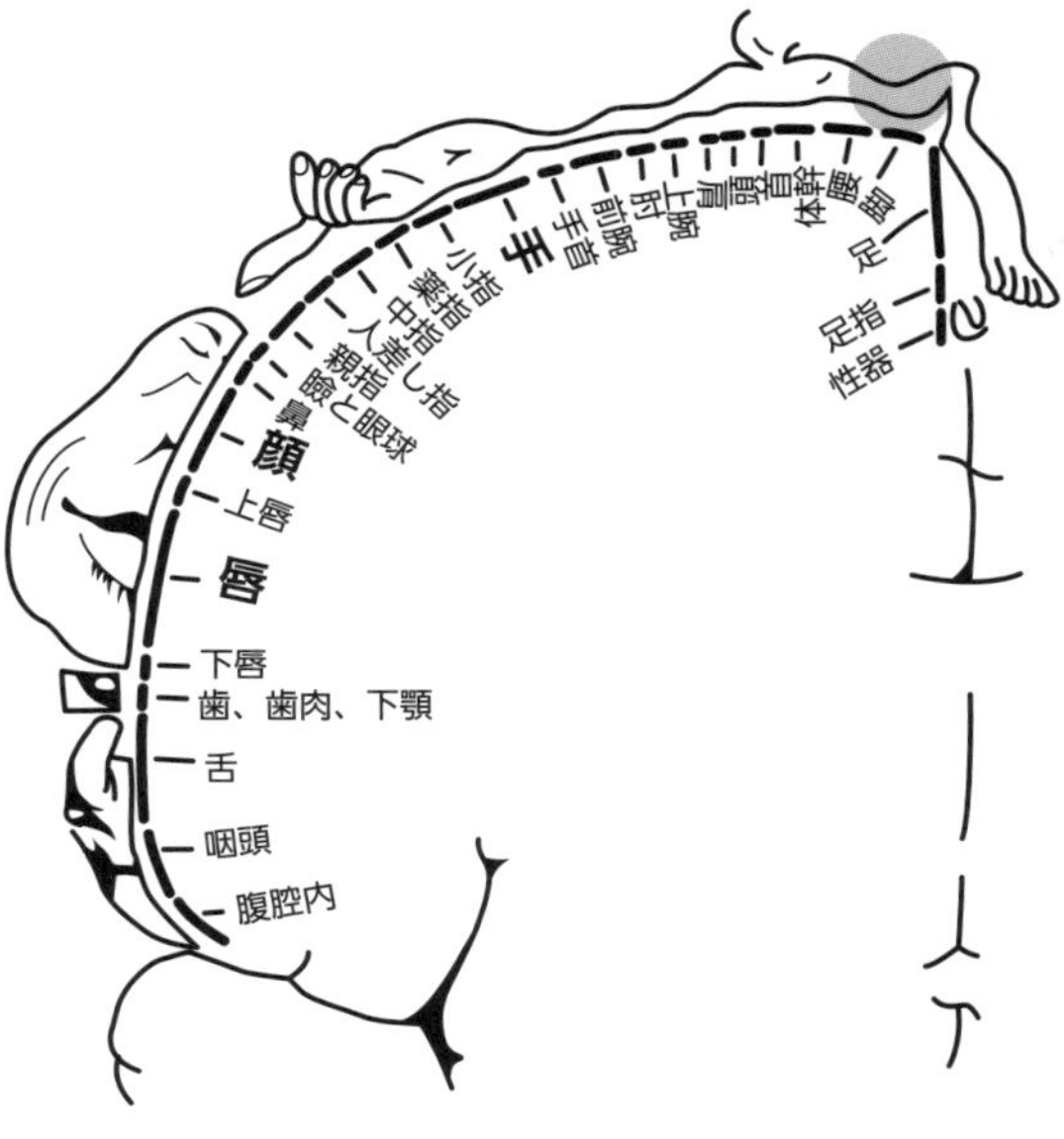

2

感覚が鈍いから気づかない!

この図は、ペンフィールドの地図といって、体性感覚（カラダの触覚の情報）が脳のどの領域に投射されているかを表した図です。これを作ったカナダの脳外科医であるワイルダー・ペンフィールドは、てんかん患者の手術中、脳に電極で刺激を与えると、カラダや心にどういう反応が起きるかを観察しました。

脳は痛みを感じないので、患者の意識を保っておくために局所鎮痛剤を頭皮に注射するだけで手術を行います。手術台の上で脳の右半分が露出されても、意識は普段と変わらないままなので、脳に電極で刺激を与えたときに、今どういう反応が起きているかを患者に確認することができるのです。「指にうずくような感じがあります」とか、「何かが聞こえました」、「あぁ、いつもの発作の時に思い出す場面です」、というように。このようにして、脳の働きが明らかにされていきました。

この図を見ると、手や指に対応する脳の体性感覚の領域は4分の1くらいを占めています。手や指がカラダ全体に対して小さい部位であることを考えると、いかに繊細な感覚を持っているかがわかります。

それに対して、お尻はカラダの中でも比較的大きな面積を占めているにもかかわらず、感覚が反映されている脳の領域は非常に小さいのが見てとれるでしょう。

注射をするのが二の腕やお尻なのは、痛みが少なくてすむところだからです。お尻はカラダの中でも注射をする場所に選ばれるくらい感覚の鈍いところなのです。

ですから長年カラダを支え続けてきたお尻が、知らず知らずのうちに固くなっていることに気づかなくても無理はありません。いつの間にか、様々な痛みや不調を引き起こす元凶が、お尻に蓄積されていることにも気づかないのです。

「ゆでガエル」のたとえ話をご存知でしょうか。水に入れられたカエルは、ゆっくりゆっくり水の温度が上昇しているのに気がつかず、気づいた頃にはすでに遅し。今の環境に浸かったまま変化に対応しないでいる怖さを示したお話です。

お尻も同じです。長い年月をかけてじわじわ固まってきたお尻に気づかないでいると、お尻ガチガチガエルになってしまいます。カラダが重く動きづらかったり、腰やひざの痛みが取れなくなっていたり。「軟骨がすり減っている」「加齢のせい」などとしていると、ますますお尻はほったらかし。そういう方がたくさんいらっしゃいます。

でも、安心してください。**お尻もみでお尻の固まりは取ることができます**。お尻の固まりを取っていけば、今まで忘れていたカラダの軽さを取り戻し、不調も改善されていきます。

そのまえに、感覚が鈍くて気づかれていなかったお尻の秘密を解き明かしていきましょう。お知りになれば、お尻は変えられます!

3

あなたのお尻は9個ある⁉

さて、あなたのお尻は何個あると思いますか？

「えっ⁉　んっ？　っと…1個でしょ？」
「いや、割れ目があるから2個？」（笑）

実は、お尻は9個の筋肉が左右対称にあります。お尻の表面の形とかサイズを気にすることはあっても、その奥の筋肉まで思い浮かべることはあまりなかったのではないでしょうか。

ここで、お尻の筋肉の紹介をしていきます。知っておくと痛みや不調の本当の原因を理解して解消していくために、とても役に立ちます。そのため少しだけ専門的にな

お尻の筋肉は９種類ある

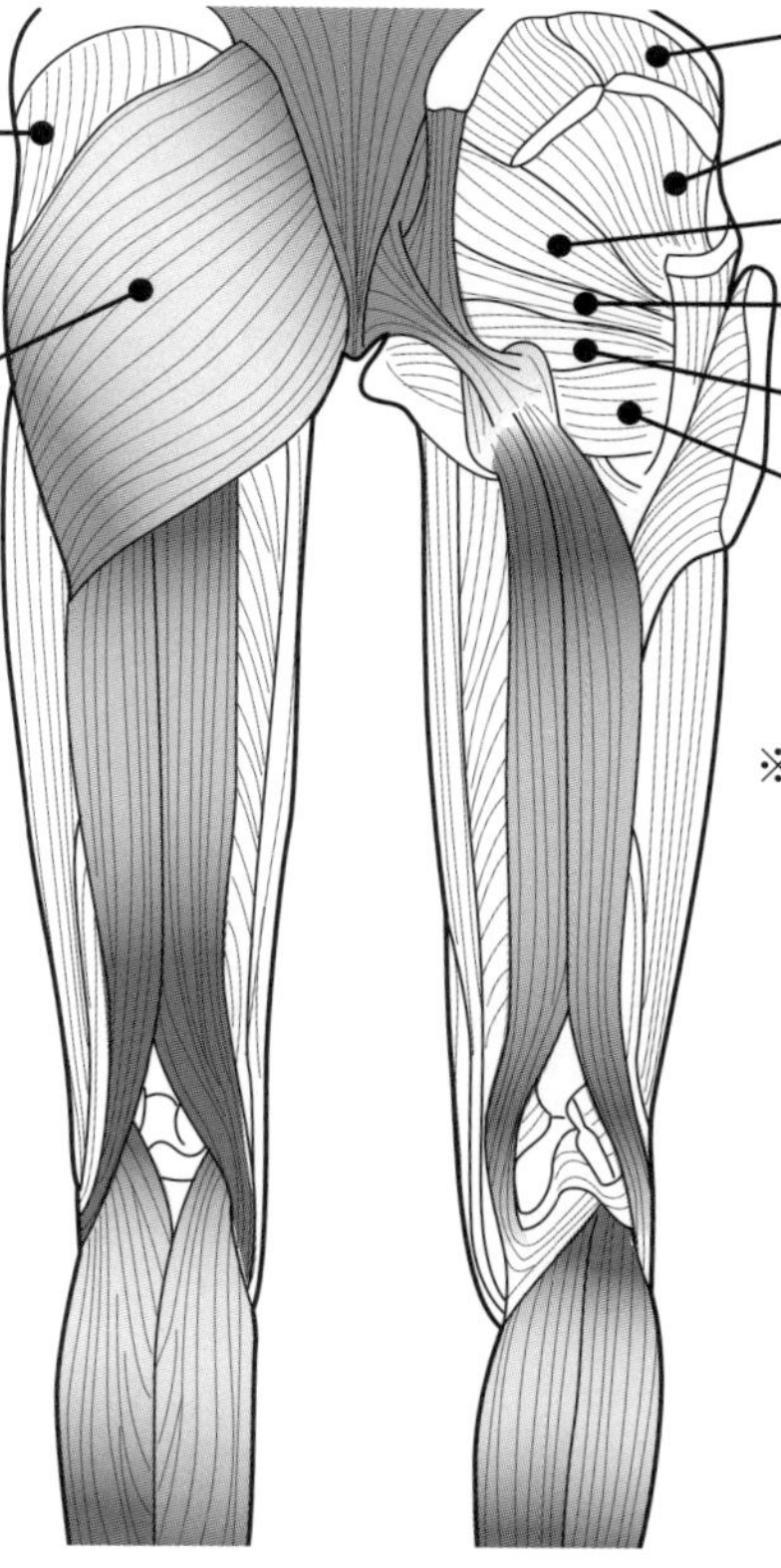

※図ではみえない部分

⑧外閉鎖筋

⑨大腿筋膜張筋

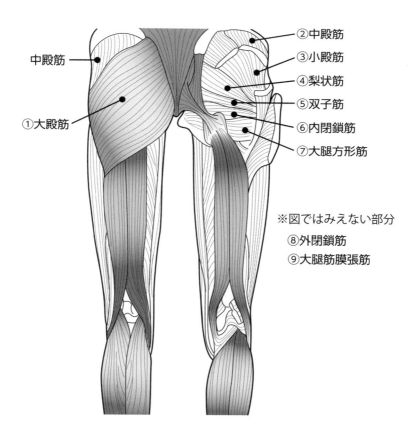

りますが、お尻について学んでいきましょう。

覚える必要はありませんのでご安心を！

①ナイスなヒップをつくる「大殿筋《だいでんきん》」

大殿筋は、カラダの中で最も強力で分厚い筋肉です。

二本足で歩く人間の大殿筋は、上半身を縦にまっすぐ引き起こすために、四足動物にくらべて非常に発達しているのが特徴です。馬のように強力な脚力の動物でも、大殿筋はあまり発達していません。

人間の基本動作である、歩く、走る。大殿筋はカラダを移動させるための大きな推進力として働きます。一流のスポーツ選手ほど、大殿筋がよく発達していますね。

反対に普段全然歩かない方や、高齢の方になると、かなり大殿筋が衰えてしまっています。年齢を重ねて動きが鈍くなったり、歩けなくなったりしないようにするためには、日ごろから足をよく動かして大殿筋をしっかり使っていくことがとても大切です。また、多くの女性が気になるヒップアップは、大殿筋がキーポイントになります。

②二足歩行の大黒柱「中殿筋《ちゅうでんきん》・小殿筋《しょうでんきん》」

最初に覚える必要はありませんと言いましたが、中殿筋はPART1でもう覚えておきましたね。中殿筋は、お尻もみであなたのカラダをベストコンディションにするための最重要ポイントになります。

中殿筋は、お尻の横にあって角度の浅いおうぎ形になっています（21ページ参照）。小殿筋は中殿筋の下にすっぽりと隠れていて、中殿筋の縮小版のような形で働きもほぼ同じです。

中殿筋（小殿筋）の主な働きは、骨盤の左右方向のバランスを安定させることです。立っているときも座っているときも上半身をつねに支え続けています。中殿筋の支えがあるおかげで、片足で立つこともできます。片足で立つことができるから、もう一方の足を前に出す動きを繰り返すことができます。この動きの繰り返しが、「歩く」という動作です。

人間の活動の基本である歩くという動作に、中殿筋の支えは欠かすことができない重要なものなのです。

③ひざとの関わりも強い「大腿筋膜張筋《だいたいきんまくちょうきん》」

大腿筋膜張筋は、お尻の横の前寄りにある筋肉で、太ももの付け根に近い部分にあります。お尻というよりも太ももの一部のように感じるかもしれません。

階段を上がるときなどに、足を前や横に持ち上げるのが主な働きです。お尻にありながら、ひざの安定にも、とても重要な筋肉です。

④上下にたくさんの神経・血管が通り抜けている「梨状筋《りじょうきん》」

梨状筋は仙骨から大腿骨につながっている筋肉で、大殿筋の下の深いところにあり、股関節を安定させる働きがあります。坐骨神経と呼ばれるカラダの中でもっとも太い神経は、仙骨から出て、梨状筋の下から出ていきます。

じつは坐骨神経痛は、梨状筋の筋膜の膠着が主な要因になっていることがあります。

⑤影の支え役「外旋筋《がいせんきん》（上下双子筋《じょうげそうしきん》・内閉鎖筋《ないへいさきん》・外閉鎖筋《がいへいさきん》・大腿方形筋《だいたいほうけいきん》）」

一つひとつだと複雑になってしまうので、ここでは、４つの筋肉の総称として外旋筋としています。外旋筋はお尻のもっとも深いところで股《こ》関節を安定させている影の支え役です。坐骨周辺から大腿骨につながっている筋肉群です。梨状筋とともに脚を外旋（つま先を外向きに）させる働きがあります。

いかがでしょうか？

あなたのお尻は、こんなにもたくさんの筋肉があったのです。

人間のお尻の複雑さは、四足動物にはできない様々な動きを可能にしています。足の動く自由度や巧みさは、スポーツやダンス、格闘技などの足さばきを見れば一目瞭然です。

骨盤の横と後ろ側に付いているお尻の筋肉は、骨盤を支えて上半身を起こし、二本足で活動するために欠かすことはできません。

二本足で立つことができる人間ならではの動きを可能にしているのが、お尻なのです。

お尻にある９種類の筋肉はこれ！

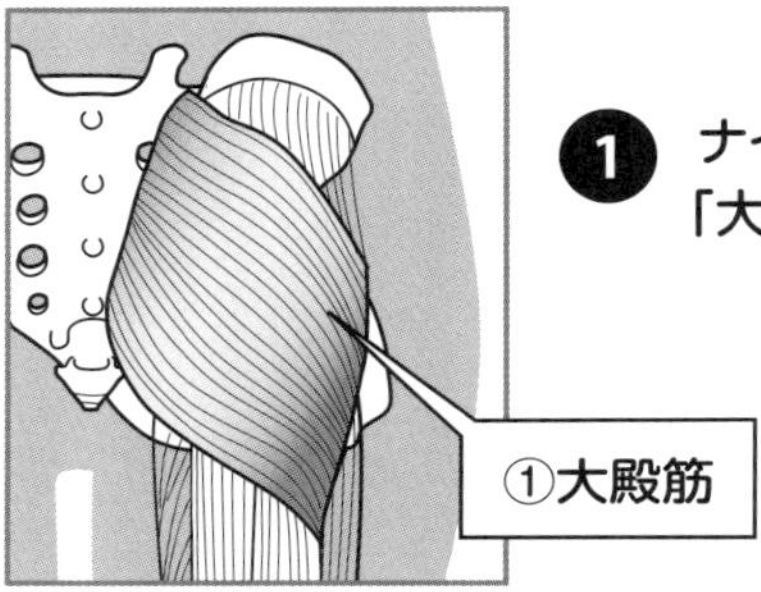

❶ ナイスなヒップをつくる
「大殿筋」

❷ 二足歩行の大黒柱「中殿筋・小殿筋」

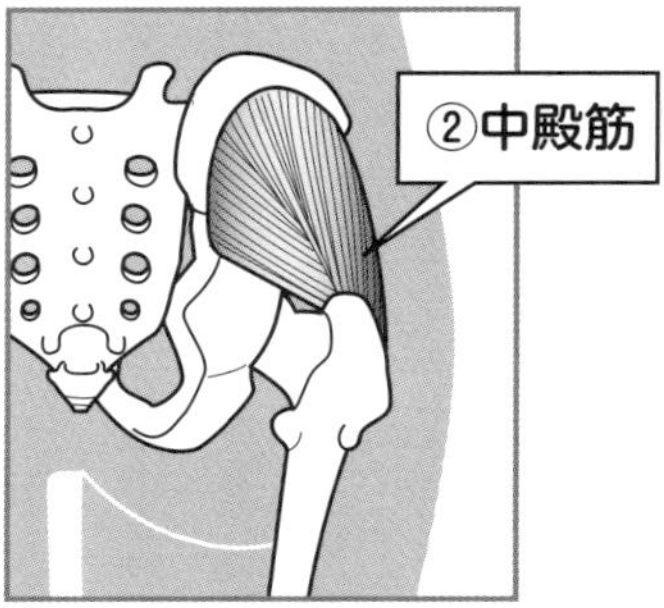

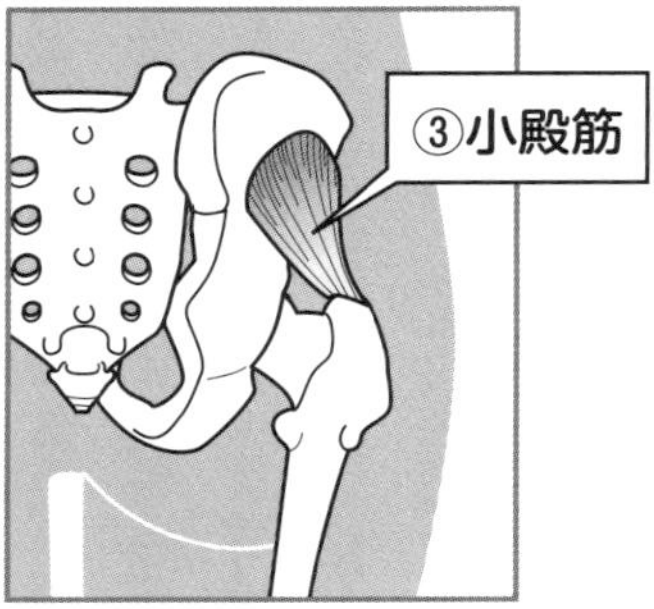

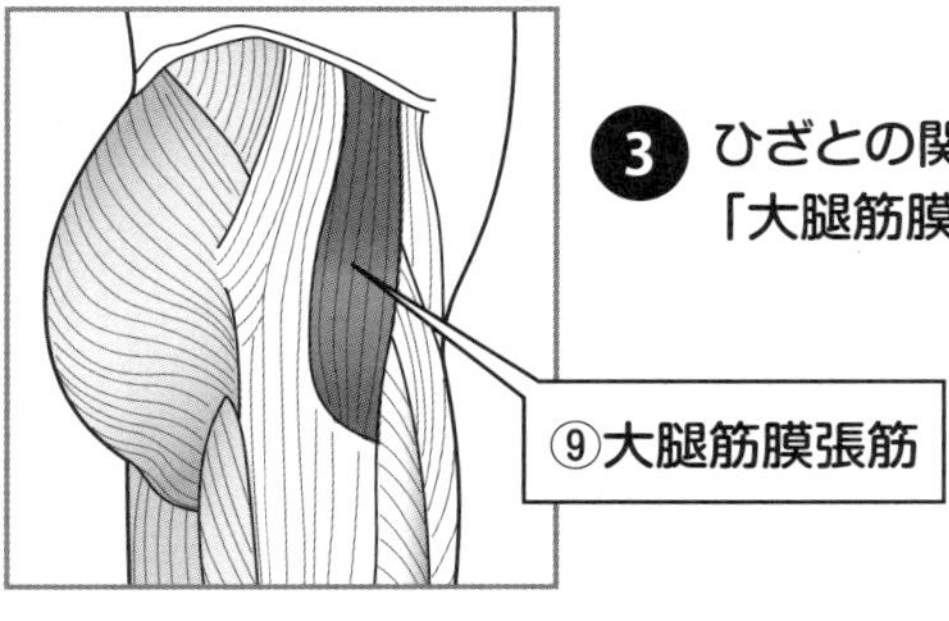

❸ ひざとの関わりも強い
「大腿筋膜張筋」

4 上下にたくさんの神経・血管が通り抜けている「梨状筋」

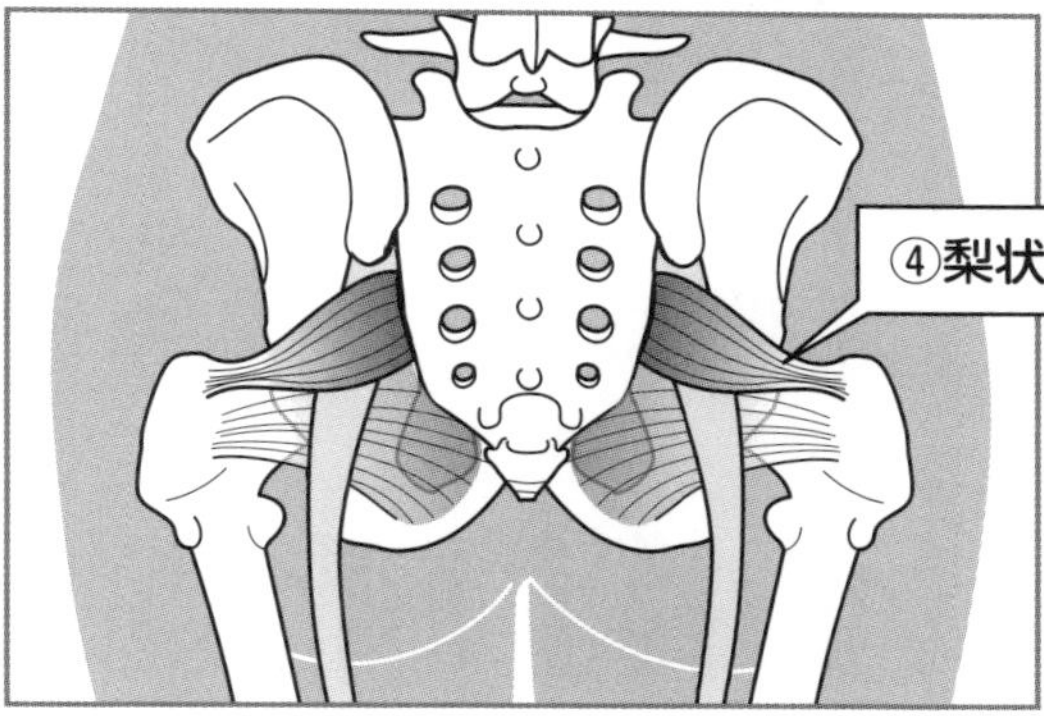

5 影の支え役「外旋筋（双子筋・内閉鎖筋・外閉鎖筋・大腿方形筋）」

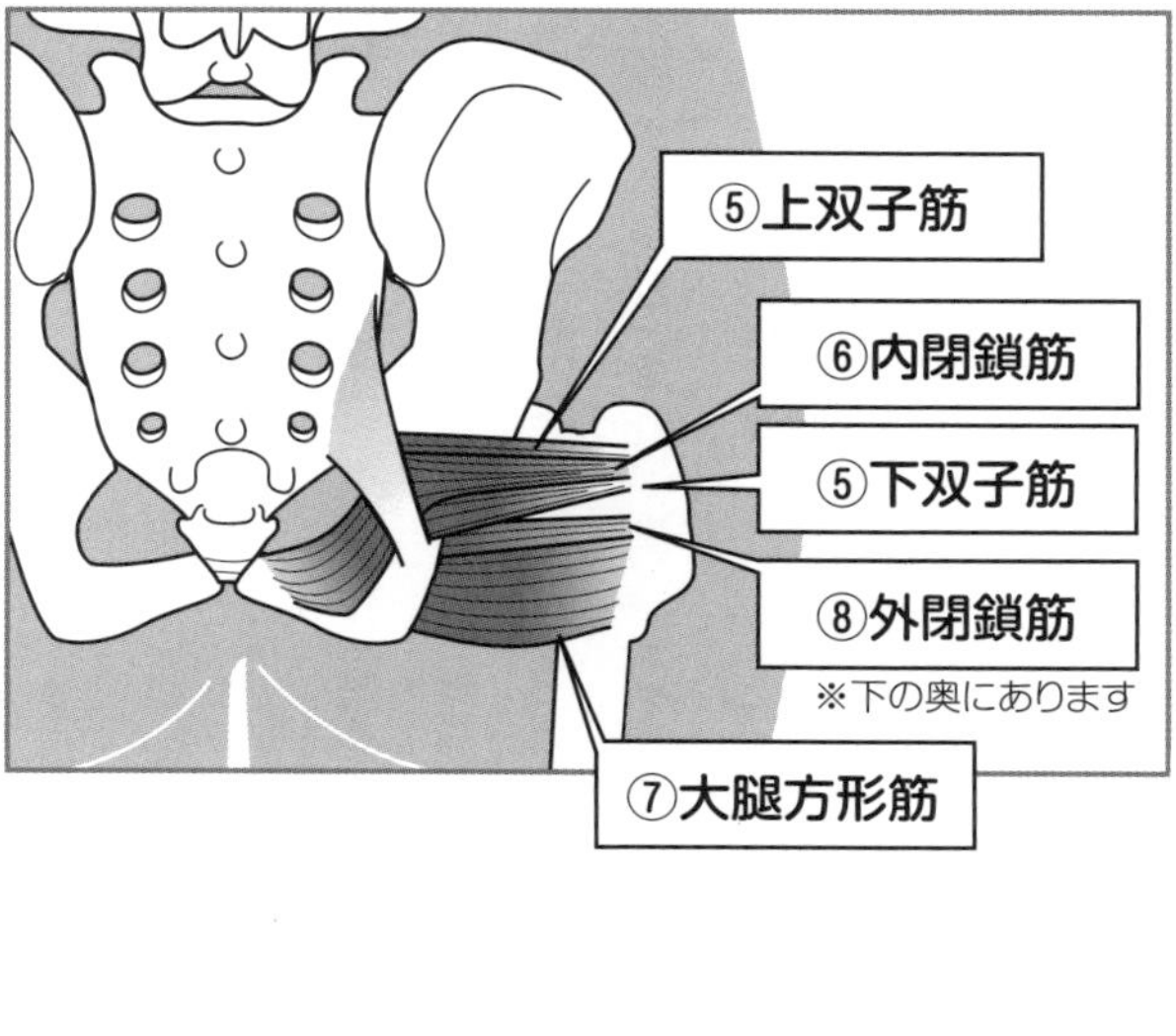

4

お尻が骨盤を支えている

ここで、私たちのカラダの骨がどうなっているのか、全体の骨格を見てみましょう。まず、カラダの中心部である骨盤に注目してみてください。骨盤は底の開いた器のような形をしていて、二本足の棒の上に乗っています。二本足の上に乗っているだけで不安定な骨盤の上にさらに背骨が積み上がり、広がりがある上半身が乗っています。

今度は、少しズームアップして骨盤と股関節のところよく見ていきましょう。

骨盤は3つの骨が組み合わさってできています（左図①参照）。

図のように、真ん中にある仙骨を2つの寛骨が挟むカタチで組み合わさっています。この2つの寛骨には、くぼんでいる部分があって、そこに大腿骨（太ももの骨）がはまっています。これが股関節です。

二本足の上で骨盤はカラダの土台になっている

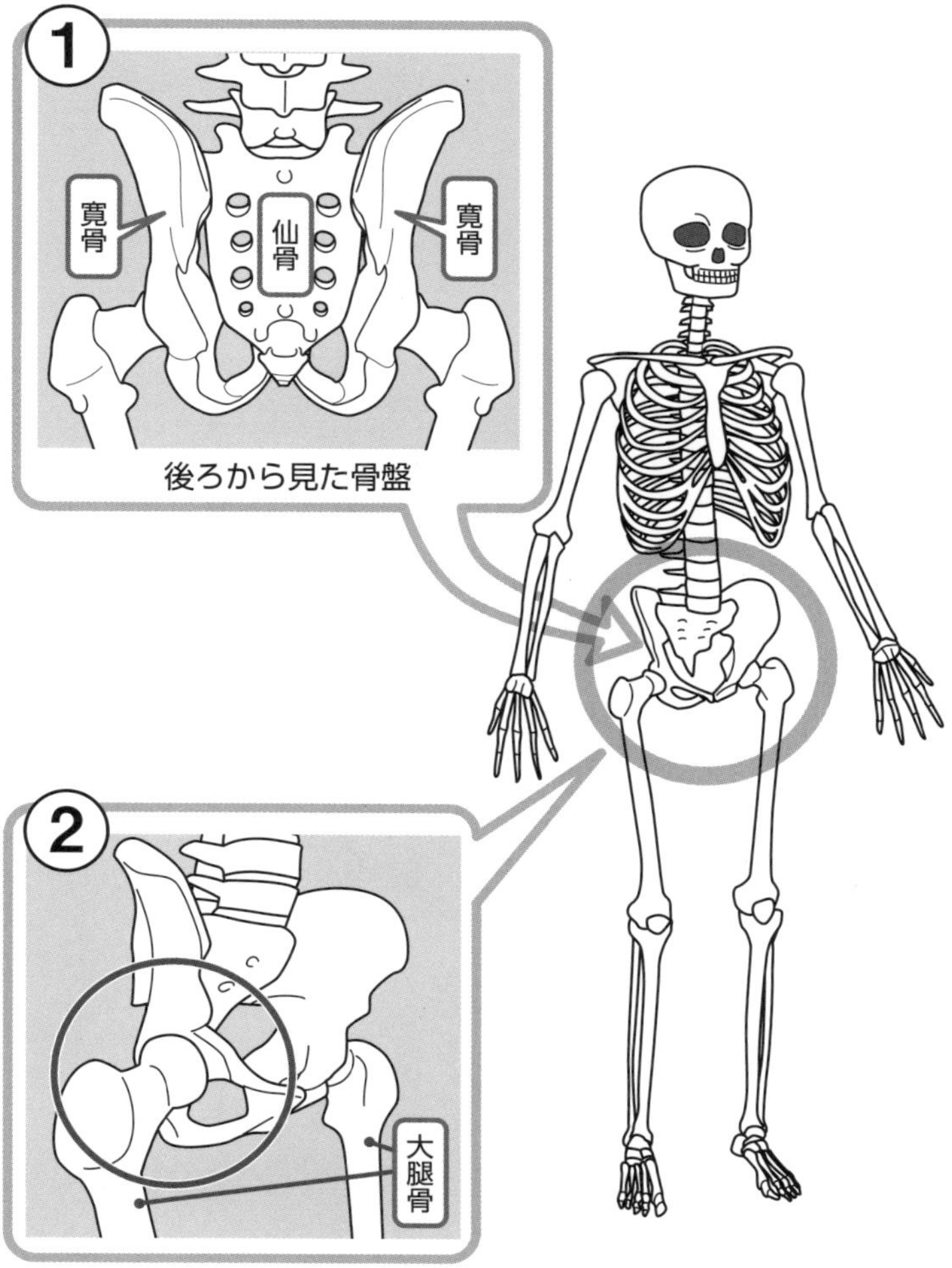

この股関節にも注目してみましょう（101ページ図②参照）。

太ももの骨である大腿骨の球状の部分に、骨盤のくぼみがはまって乗っかっています。くぼみの淵に沿って付いている軟骨が、くぼみの深さを増して、大腿骨の球状の部分を覆っているので、大腿骨は抜けないようになっています。しかし軟骨がなければ骨盤のくぼみには、大腿骨がカチャッと、はまるような深さはありません。

むしろ骨盤のくぼみが浅めで、球状の部分が自由になるからこそ、9個のお尻の筋肉によって様々な動作が可能になるのです。でこぼこな地面の上でもバランスを崩すことなく、二本足で立って動き回ることができるのは、この球状の股関節の上で骨盤が傾いたり回旋したりして順応しているおかげなのです。

◉傾きやすい不安定な骨盤

同時に骨盤は、傾きやすい構造になっているともいえます。

お尻の筋膜の支えがなければ、非常に不安定でグラグラなのも想像できるでしょう。

左右アンバランスな負荷が2つの寛骨にかかれば、左右の寛骨がよじれて、仙骨と寛骨のつなぎ目である仙腸関節にズレが生じてしまうこともあります。

これがカラダ全体の歪みを引き起こし、腰痛やひざ痛などの原因にもなるわけです。

また、球状の股関節上で自在に動く骨盤は、カラダを使いこなす要です。仙骨を中心とした骨盤を動かせば、その上下につながっている上半身、下半身が連動するからです。武道などでいう丹田が、仙骨の前あたりの下腹部にあるのもわかります。骨盤を使いこなすことがカラダを使いこなす秘訣であるわけです。

一方、骨盤が動きづらい状態や傾いた状態になれば、当然カラダ全体も動きづらくなり、傾いたカラダの中で内臓や神経の働き、血液やリンパの流れも非効率になっていきます。

逆にこのような骨盤の不安定さが、二本足で歩いたり走ったり、真横に移動したり後ろ向きで走ったり、その場でのターンや前後左右へのキックなど、四足動物には難しい人間ならではの運動を可能にしているのです。

しかし、この骨盤の不安定さを何かで支えなければなりません。その役割を果たすのが、お尻の筋膜です。中でも**中殿筋の筋膜は、支える役割の要**になります。

この中殿筋が、カラダのバランスを整え、痛みや不調を解消するための方法を知るカギとなります。

5

骨盤は内臓を納める容器

骨盤は、たらいのような容器状の形になっていて、腹部の内臓を収納して支える役割を果たしています。左右と後ろ側は骨の壁で囲まれていますが前面部は骨の壁がないので、柔らかい腹壁が内臓を支えることになります。そのため骨盤が前に傾くと、収められている内臓は前にこぼれ落ち、お腹がぽっこりと出てしまいます。体重を減らしても、お腹が引っ込まない原因はここにあります。

前にこぼれ落ちていたり、横に片寄っていたりする状態では、内臓は圧迫されて血流が悪くなり働きが鈍くなってしまいます。胃腸の不調や便秘、お腹の冷え、生理痛や月経不順などの症状が出やすくなります。実際にそういうときは、お腹の張り感も強く出ていることが多いはずです。

骨盤のバランスが整っていれば、内臓はスムーズに働くことができます。

骨盤のバランスが整っていれば、内臓はスムーズに働く

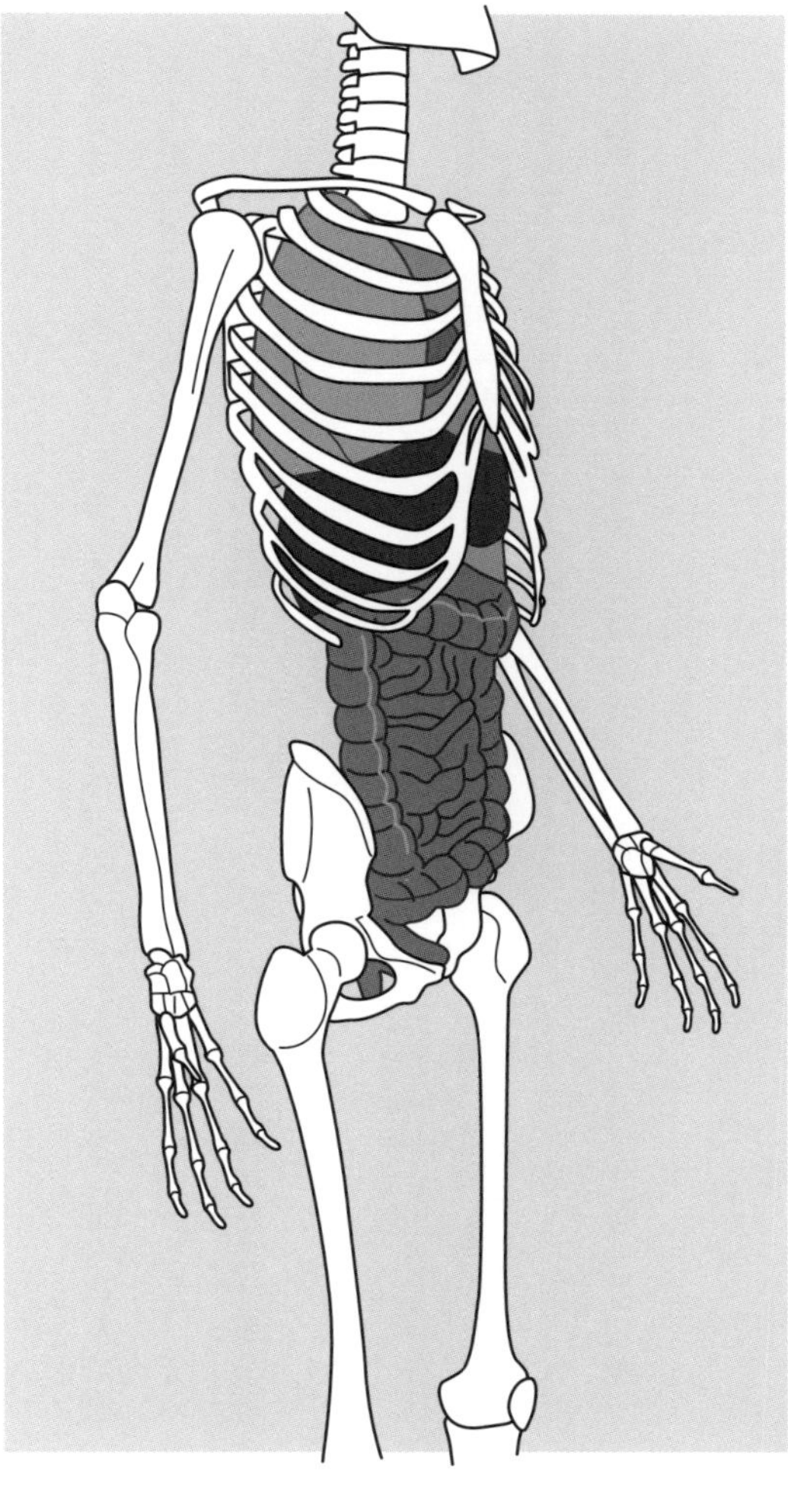

◉骨盤はカラダの土台

骨盤の仙骨の上には、合計で24個の背骨（椎骨）が積み上げられています（左図①参照）。

この背骨の一番上には頭が乗り、背骨から伸びている肋骨は内臓を抱え込んでいます。その両わきには肩甲骨が張り付いていて、そこから二本の腕がぶら下がっています。背骨の中心部には脳からの脊髄神経が通っていて、各背骨の間から神経が全身に行き渡っています。仙骨の上には上半身のすべてがつながって乗っかっているのです。

そのため、仙骨を中心とした骨盤が傾けば、上半身すべてが歪みます。

背骨が歪めば、神経の通りが妨げられ、肋骨が歪めば、心臓に負担がかかり呼吸も浅くなります。頭が傾けば、心臓から首を通って脳へ流れる血流は悪くなります。

しかし骨盤という土台が安定していれば、上半身は安定した位置を保つことができるので、これらの機能はスムーズに働くことができるのです。

また、仙骨の上と腰の骨（腰椎）の5番目と4番目は、上半身の重さが集中し負荷がかかりやすいところです。腰椎椎間板ヘルニアやすべり症などの不具合が、この部分に多いのはそのためです。

土台である骨盤が傾けば、カラダ全体が歪む

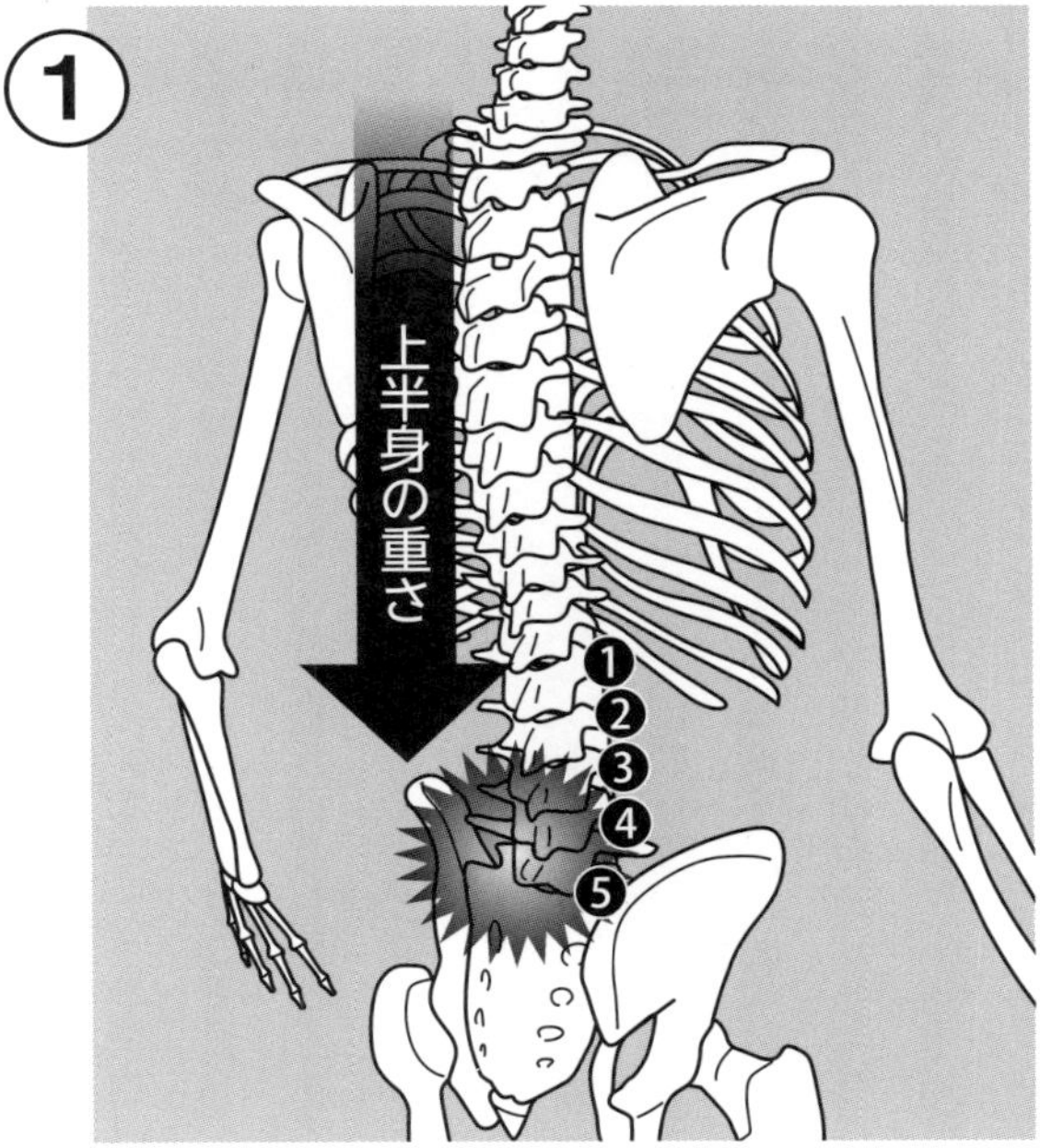

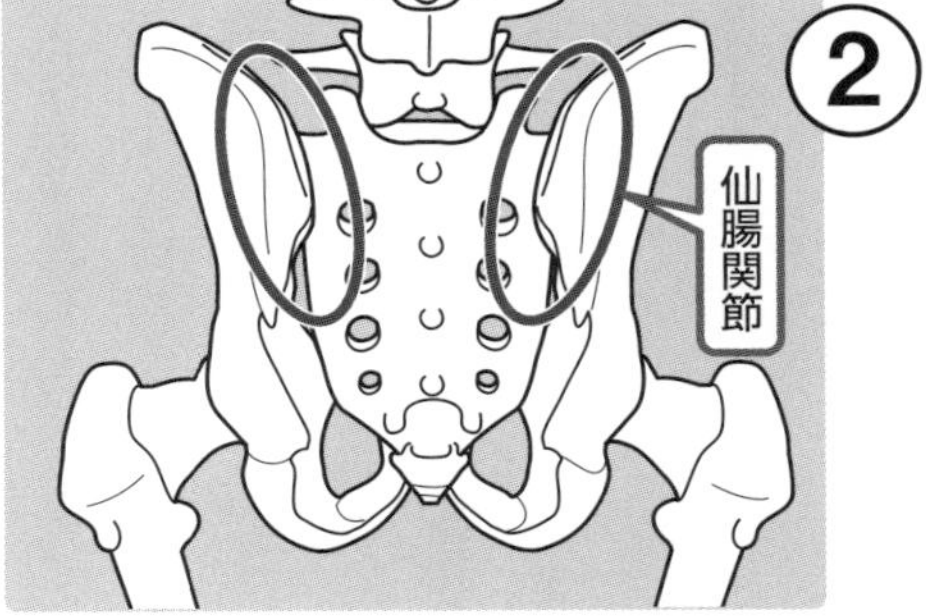

上半身のすべてを乗せている仙骨は2つの寛骨に挟まれていることはお伝えしました。この仙骨と寛骨が接合している部位を仙腸関節といいます（107ページ図②参照）。

仙腸関節は動かない関節と言われているのですが、実際には微かなズレや詰まりが生じたりします。上半身にかかる荷重が大きくなるほど、強力な靭帯《じんたい》で吊り下げられている仙骨は、寛骨の間にしっかりと保持されるシステムになっています。そのため長時間の同じ姿勢で負荷がかかり続けると、仙腸関節がガチッとロックして固まってしまい、腰痛を引き起こす原因にもなります。

骨盤は1つの仙骨と2つの寛骨で構成されていて、二本の大腿骨の上に乗っているため、機能的でありながらも歪みが生じやすい部分でもあるのです。

そして、この骨盤を支える大きな役割を果たしているのがお尻の筋膜です。仙腸関節に歪みが生じたり、股関節上で寛骨が傾いたりして戻らなくなってしまうのは、お尻の筋膜の膠着により、張力のバランスが崩れてしまっているためなのです。

お尻の筋膜、中でもとくに中殿筋の筋膜をバランスの取れた状態に戻してあげれば、骨盤の歪みは解消され、効率のよいカラダ本来の機能を取り戻すことができます。

6

デスクワークでガチガチお尻

「えっ、私デスクワークだわ⁉」

と心の中でつぶやいたあなたのお尻は間違いなくガチガチです。

なぜなら、立っているにしても座っているにしてもジッと動かない状態は、つねに上半身を支えている中殿筋の筋膜をより一層ガチガチに固めてしまうからです。

私の治療院には様々な職種の方がいらっしゃいますが、お尻ガチガチ№1はデスクワーク女性の方々。もちろん男性もです。ハードなトレーニングをしているアスリートより固さがあるといってもよく、むしろ、アスリートのほうが施術ではゆるみやすいくらい。動いているより動いていない方のほうが固まってしまうのです。

デスクワークの姿勢パターンには2通りあります。**「丸まり姿勢」**と**「真っすぐ姿勢」**です。それぞれの姿勢で筋膜の膠着の仕方が違ってきます。

丸まり姿勢は、腰も背中も丸まった状態で座っています。丸まった上半身からは首と頭が前に突き出ています。これがいわゆる「ストレートネック」を引き起こします。骨盤は後ろに倒れていて、中殿筋後側の筋膜の膠着に加えて、お尻からひざ裏の下までつながっているハムストリングスという太もも裏の筋肉の筋膜も固まります。

そのため、丸まり姿勢の人が立つと、骨盤は中殿筋とハムストリングスの筋膜に引っ張られて後傾気味でカラダの中心ラインから前に位置します。上半身は丸まり、頭は前に突き出ます。

一方、真っすぐ姿勢は、腰も背中も真っすぐで見た目もスッとしています。それでも座っている状態では、中殿筋の前側（大腿筋膜張筋と重なるところ）の筋膜が縮んで固まります。背筋は伸びて見えますが、背中から腰にかけての筋肉（脊柱起立筋）の筋膜は緊張して固くなっています。さらに、腰の骨からお腹の奥を通って太ももの骨までつながっている筋肉（腸腰筋）の筋膜も縮んで固くなります。

その結果、真っすぐ姿勢の人が立つと、骨盤は前傾してしまいます。これがいわゆる「反り腰」です。この筋膜の膠着によって太ももは引っ張られて、ひざが伸びづら

丸まり姿勢はストレートネックを引き起こす

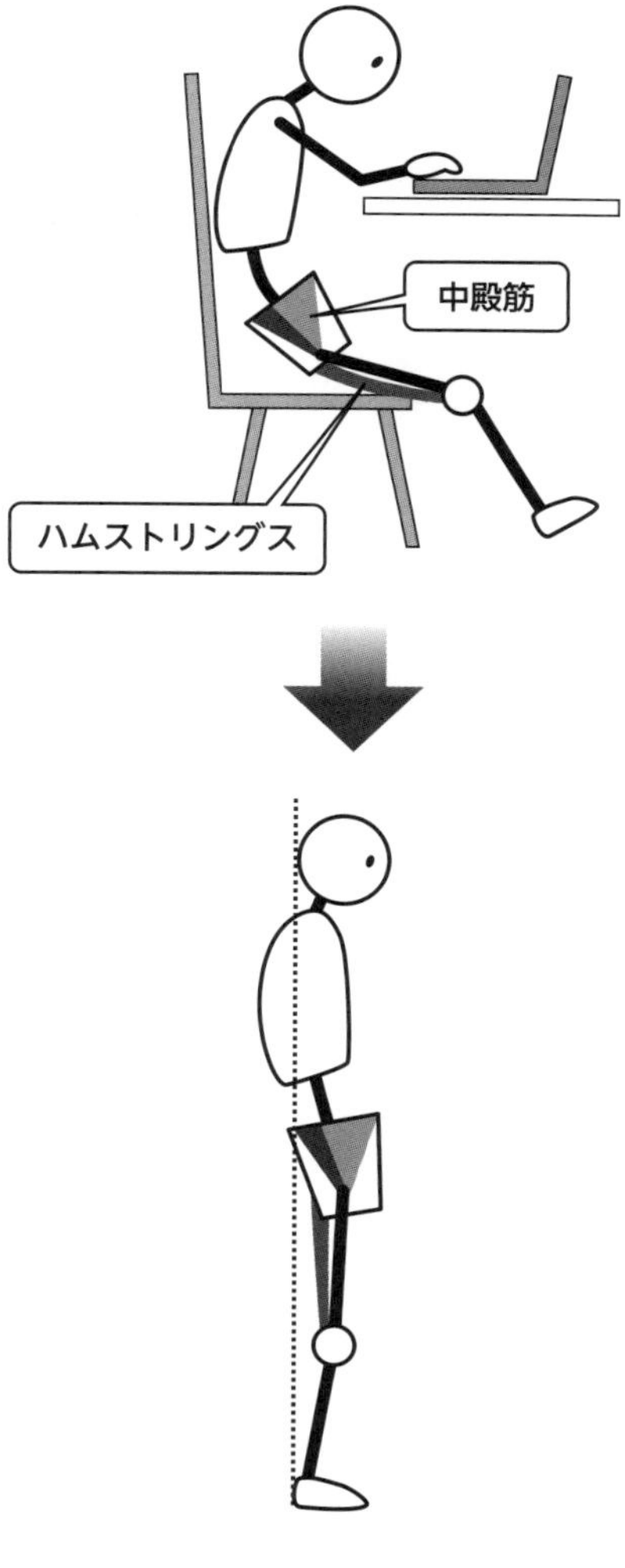

くもなります。ヒールを履いてひざが曲がってしまう人は、この傾向があります。

左右どちらに寄りかかっているか、パソコンの画面は正面にあるか右寄り左寄りにあるかなどによっても姿勢に違いが出ますが、この2つの姿勢パターンどちらかには必ず当てはまります。

こうしたデスクワークによる中殿筋の筋膜の膠着は、姿勢を崩し、下半身への血流を悪くして、肩こりはもちろん、腰痛やひざ痛、冷え、むくみ、生理痛などの様々な症状の引き金になっています。

デスクワークで固まってしまう一番の原因は、パソコンの画面をジッと見て、カラダを全く動かさない状態が長時間続くことに原因があります。動かないでいると血流が悪くなるからです。

また、筋膜は持続的な張力の負荷がかかり続けると膠着が強くなるといわれています。私自身の施術経験でも、筋膜の膠着は、日常の姿勢でつねに負荷がかかっているところや動きの少ないところに起きやすい、というのを感じています。

姿勢がよくても、筋膜は固まる

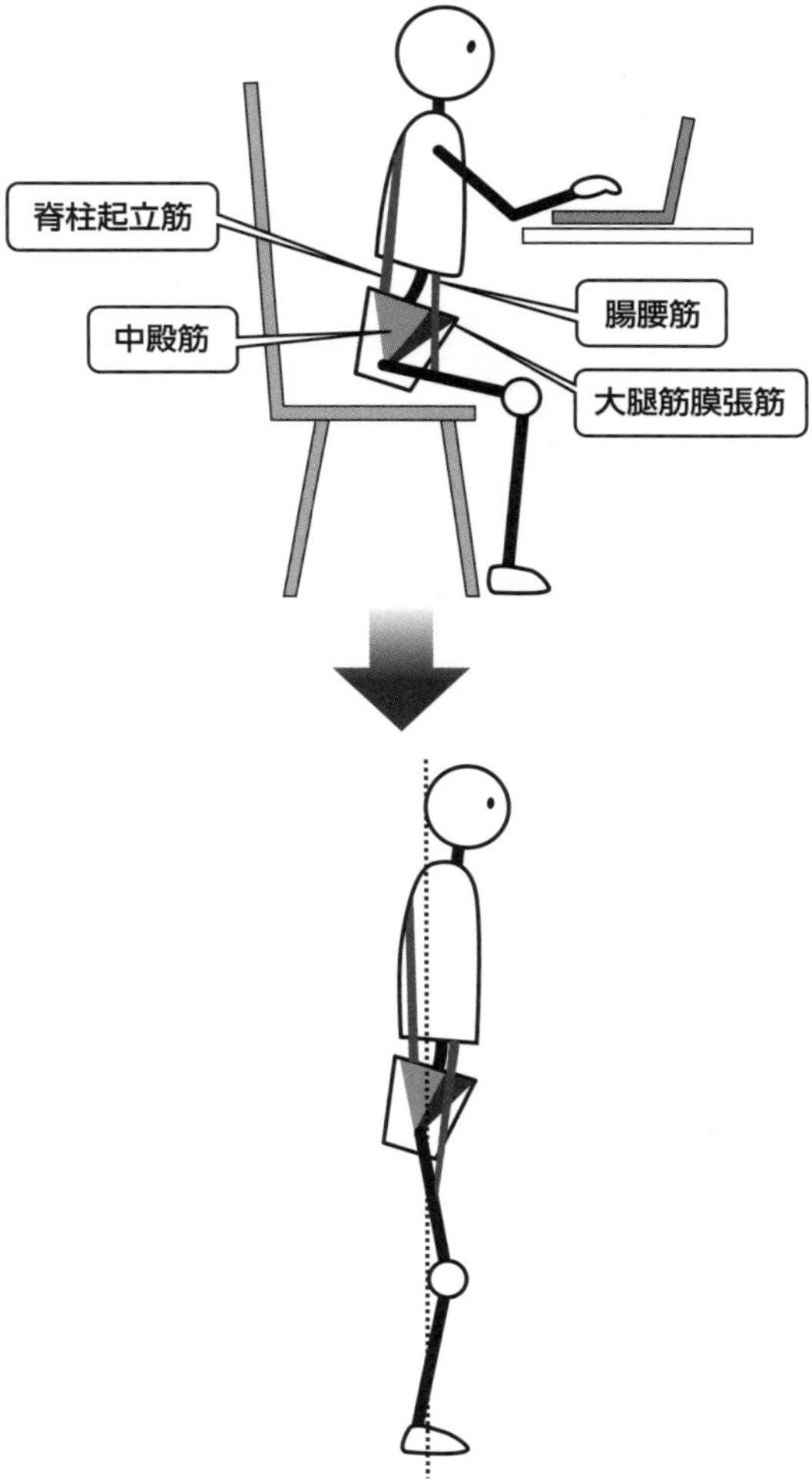

面白いのは、職業やスポーツなどで、日々、どのような姿勢を長い時間とっているか、どのようなカラダの使い方をしているかで、筋膜の膠着の起きる部位が決まり、カラダの歪み方が変わるということです。

カラダの歪みが起きないように姿勢をよくしていることが大切と言われていますが、一般的に言われている、よい姿勢をずっとキープしていても、それはそれで結局は固まります。そもそも、そんなよい姿勢をキープし続けることなんて苦行でしかありません。かといってスポーツをしていても、同じ動作を繰り返していれば中殿筋の筋膜は固まっていきます。

結局、活動しているかぎり、何をしていても中殿筋の筋膜は固まってしまうのです。だからこそ、カラダの姿勢を整えて痛みや不調が起きないようにするためには、特別な方法で中殿筋の筋膜の膠着を取り除くようにしていかなければなりません。

そのための方法が「お尻もみ」です。お尻もみで中殿筋の膠着を取り除いていけば、固まっている水あめも少しずつ動かしていくと柔らかく伸び伸びになるように、カラダはしなやかで伸び伸びになっていくのです。

7

たれるお尻、たれないお尻

お尻がたれる理由は、加齢による筋力低下や増えすぎた脂肪です。

お尻の後ろ側にある大殿筋は厚みのある筋肉で、お尻の後ろ側全体を吊り上げています。そのため大殿筋の筋肉量が減ってしまうと、お尻の厚みとプリッとした弾力感はなくなります。筋力低下により引っ張り上げている力が弱まると、お尻は重力に負けてたれていってしまうのです。

また増えすぎた脂肪も、重力に逆らえずたるんでいきます。脂肪に関しては、お尻にかぎらず、カラダのどの部分でも同じです。

これが一般的に言われている、お尻がたれる原因です。

そしてもう一つ、あまり知られていない、お尻がたれる大きな原因があります。それは、**中殿筋の筋膜の膠着**です。

まず本書で何度もお話ししているように、中殿筋の筋膜はつねにカラダを支えているので、知らずしらずのうちに緊張が強くなり固くなってしまっています。固くなって盛り上がってしまうので、横幅は広がった状態になります。実際、お尻がたれるのを気にしている方は、お尻の横幅も気になっていることが多いはずです。お尻の横を触ってみると、お尻の後ろ側に比べて意外と脂肪は少なく、固さと張り感が強いのがわかると思います。

次にお尻の横、太ももよりの一番出っ張っているところを触ってみると、骨があります。この骨は、太ももの骨（大腿骨）の大転子《だいてんし》という部分です。大転子はやや斜め後ろ向きに収まっているのが理想なのですが、中殿筋の筋膜の膠着が大転子を前側上方に引っ張り、外側に出っ張った位置にしてしまいます。

足をピッタリ閉じて立った状態で、お尻の横を触りながら、床を踏んだままで両足を真横に広げて力を入れると、大転子が横に出っ張り中殿筋が固く盛り上がるのが確認できます。そしてお尻の後ろにある大殿筋は、骨盤の後ろ側から斜め下に走行して

中殿筋の筋膜の膠着がお尻をたれさせる

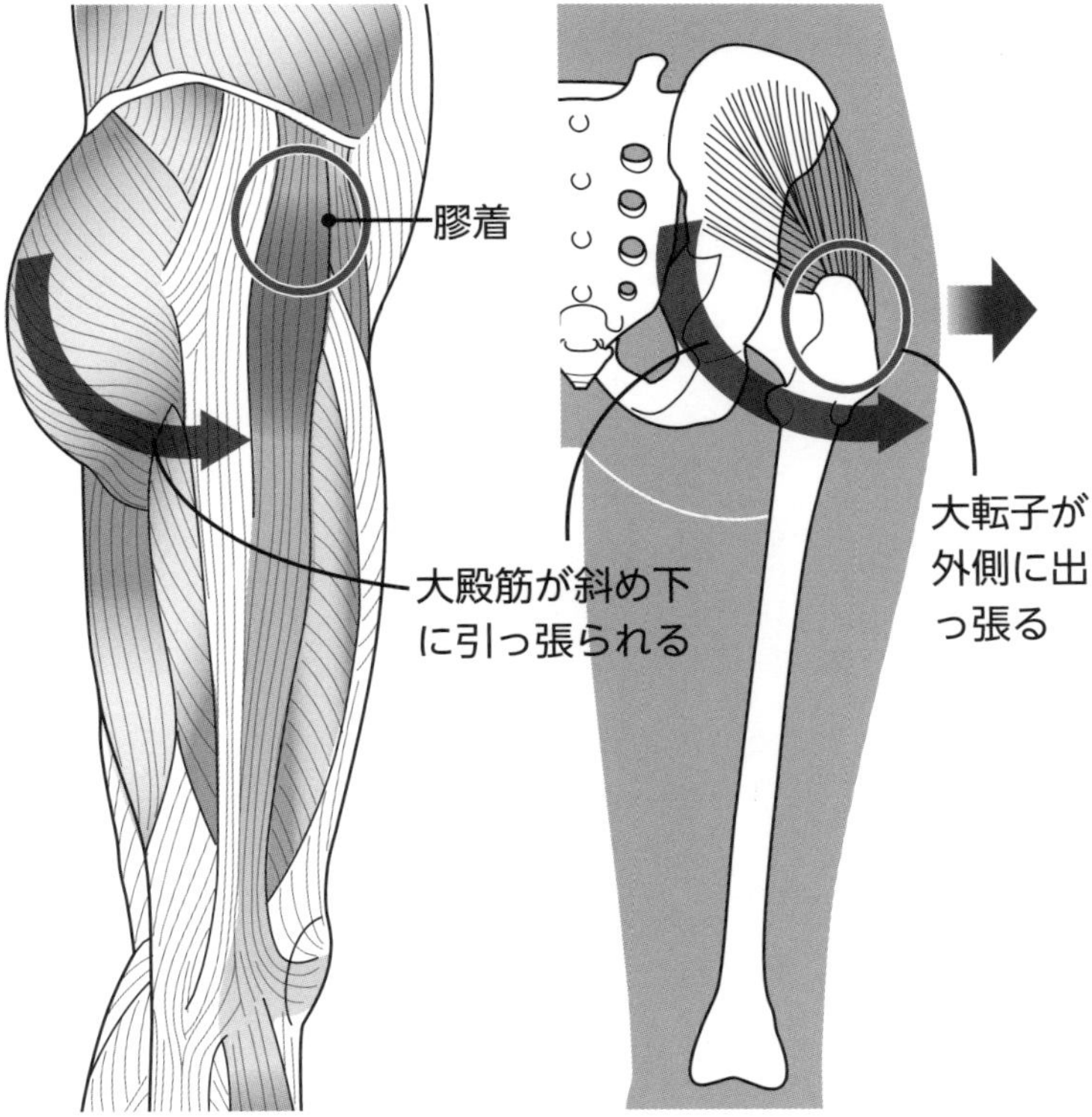

大腿骨の大転子の下に付いています。そのため中殿筋の筋膜の膠着により大転子が外側に引っ張られると、大殿筋は斜め下に引っ張られることになり、たれやすい状態になってしまうのです。とくに大殿筋の厚みが少なく内股傾向のある日本人女性は、お尻の横幅が出て後ろ側がペタッとしてしまう四角いお尻になりがちです。

またお尻がガチガチになっているということは、血流は悪くなりリンパの流れも滞るので、脂肪が溜まりやすい原因となります。

このような原因を踏まえると、たれないお尻作りには最初に中殿筋の筋膜の膠着を解消したほうが効果は高まります。実際、私の施術を受けた後は、個人差はありますがヒップのサイズが3センチほど小さくなります。なぜなら、中殿筋の筋膜の膠着を取ることでお尻横の張りが解消され、大転子が斜め後ろの方向へ収まり出っ張りがなくなるからです。斜め下に引っ張られていた大殿筋も上に持ち上がります。

もちろん、これで脂肪が取れたわけでありませんので、たれないお尻作りには、中殿筋の筋膜の膠着を解消してお尻を整えた後に、脂肪を燃焼させるための有酸素運動やヒップアップ大殿筋エクササイズ（お尻フト法40ページ参照）が効果的です。

筋膜コンディショニング体験コラム❸

施術をしてもらった後は、カラダがラクになって足の動きも全然ちがう

野山慶子さん（仮名、40 代）

こちらに通い始めて、もう 12 年くらいになります。

大学生の時にラケット競技を始めたのですが、トレーニングで負担をかけ過ぎて腰椎椎間板ヘルニアになってしまいました。その時は、整形外科などに行っていました。

ある時、ラケット競技のパートナーから「お尻をきっちりほぐしてくれるいい先生がいますよ」と聞いたのです。お尻が重要なのは体で感じていたので、さっそく行ってみることにしました。それまでにも何度か他の所でマッサージを受けたこともありますが、ここまできっちりやってくれるところは他にないなと実感しました。

最初は、あまりにも私のお尻が固かったようで、施術の痛みはあまり感じませんでした。でも、表面がゆるんでくるにしたがって、深部の痛みを感じられるようになってきたのです。いつ頃からかは忘れましたけど、体のコンディションを保つために二週間に一回のペースで施術してもらっています。腰の痛みはもうありません。

施術をしてもらったあとは、とにかく身体がラクになりますね。解放感があります。

競技の時の足さばきが全然違います。より動けるようになります。動きがよすぎて勢いあまって、壁に激突してケガしてしまったこともあるくらい（笑）。

土日は、１回の練習で３～４時間くらい練習します。また、平日はデスクワークなので、それも腰には良くないですよね。なので、これからも通い続けます。施術をしてもらわない状態の体なんて、今は想像もできないですから（談）。

骨盤中心のトレーニング

私自身の話になりますが、競技者であった頃、筋力を高めるウエイトトレーニング主体のメニューから、骨盤中心の動きを養う自体重でのトレーニングメニューに切り替えて、大幅にカラダの動きが改善したことがあります。

突然、少ない力で軽く、速く、大きく動けるようになったのを体感して、「あぁ！こういうことなのか！」と感動しました。

ただ、その感覚を頭で理解するのではなくカラダで感じられるようになるまでには、ずいぶんと地道なトレーニングを積む必要がありました。そのオリジナルトレーニングメニューのひとつに、腹筋で上半身を下ろして上げていく１往復を４分かけて行うものがあります。

腰から首の付け根の背骨16個分を１つずつ床に下ろしていき、また上げていくというものです。

背骨１つを床に着けていくごとに８秒キープします。８秒×16個＝128秒なので、２分かけて上半身を下ろし、また２分かけて上げていきますから、１往復で約４分です。背骨のどのポジションでもカラダをしっかりと支えられる安定感を養い、動きがぶれずに、力がスムーズに伝達するカラダをつくっていくためです。それを２往復やりますから８分かかります。

さらに腰をひねった状態で、右と左も２往復やります。この腹筋だけでトータル24分かかります。このようなトレーニングを１時間半ほどやってから、本練習に入っていました。

そのおかげでずいぶんと骨盤からカラダを使いこなす感覚と体幹力が身につけられたように思います。

当然その頃は、腹筋もしっかりと割れていたのですが…。それから治療師になって、10年以上トレーニングをしない月日が過ぎて、割れた腹筋は影を潜め、ビール腹のたるみだけが進化しつつある今日この頃(笑)。競技者現役の時より体重が体脂肪だけで８kgも増えてしまった今でも、インストラクターとしてエアロビクスのレッスンで動き回っていられるのは、骨盤中心の動きが身についているからだと思っています。

骨盤とそれを支えているお尻の筋膜は、カラダを機能的にしておくために本当に重要なのです。インストラクターとしては、引き締まった腹筋にしておくことが本当は重要なのですが…（笑）

PART 4

お尻の元凶を消せば、症状がよくなる！

1

お尻で「治る症状」と「治りやすくなる症状」

お尻の筋膜の膠着を解消すると、カラダの様々な症状が改善します。なぜなら、**お尻の筋膜の膠着が、全身の土台である骨盤を歪ませているだけでなく、お尻の筋膜は全身に繋がっている筋膜のなかでも影響力が強い**からです。

そして様々な症状の中でも、お尻の筋膜の膠着が直接的に影響しているものと、間接的に影響しているものの2つに分ける必要があります。

お尻の筋膜の膠着が直接的に影響している症状には、

- 腰痛（ぎっくり腰、腰椎椎間板ヘルニア、坐骨神経痛、腰の張り・重みなど）
- ひざ痛（変形性膝関節症、原因不明の痛み、曲がらない）
- 冷え・むくみ

- 生理痛、月経不順、不妊症（男女）

などがあります。

これらの症状を治すためには、お尻の筋膜へのアプローチは必須です。

一方、お尻の筋膜の膠着が間接的に影響している症状には、

- 肩こり、四十肩、五十肩
- 片頭痛
- 胃腸の機能低下
- スポーツのパフォーマンスアップ

などがあります。

これらの症状を治すためには、原因になっているお尻以外の筋膜の膠着を重点的に解消していく必要があります。しかし、お尻の筋膜へのアプローチをしたほうが、より改善度が高まります。

四十肩・五十肩を例にとると、原因になっているのは首肩の筋膜なのですが、お尻の筋膜の膠着も解消したほうが、より治りやすくなるということです。

2

腰痛はなぜ起こるのか

腰痛は、お尻の筋膜の膠着による次の4つが原因となって引き起こされています。

①骨盤からの歪みを支えるために、腰の筋膜に疲労が蓄積する
②筋膜の繋がりにより、腰の筋膜が引っ張られる
③仙腸関節にズレや詰まりが引き起こされる
④動かさないことで筋膜が固まり血流も悪くなる

この4つのどれが引き起こされているかによって、腰痛の症状が変わります。また1つが起これば、他も連動して起こるような関係にもなっています（図Ⓐ）。

お尻の筋膜の膠着が腰痛を引き起こす

(B)

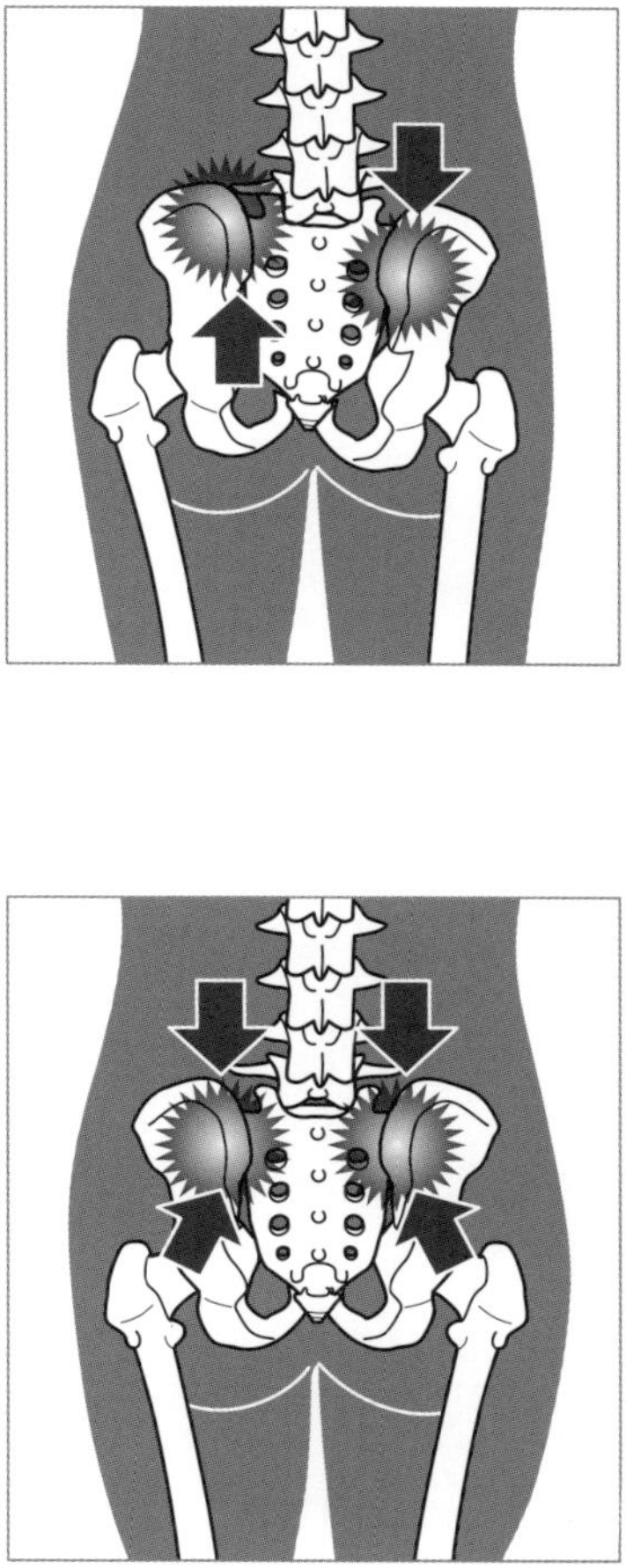

(A)

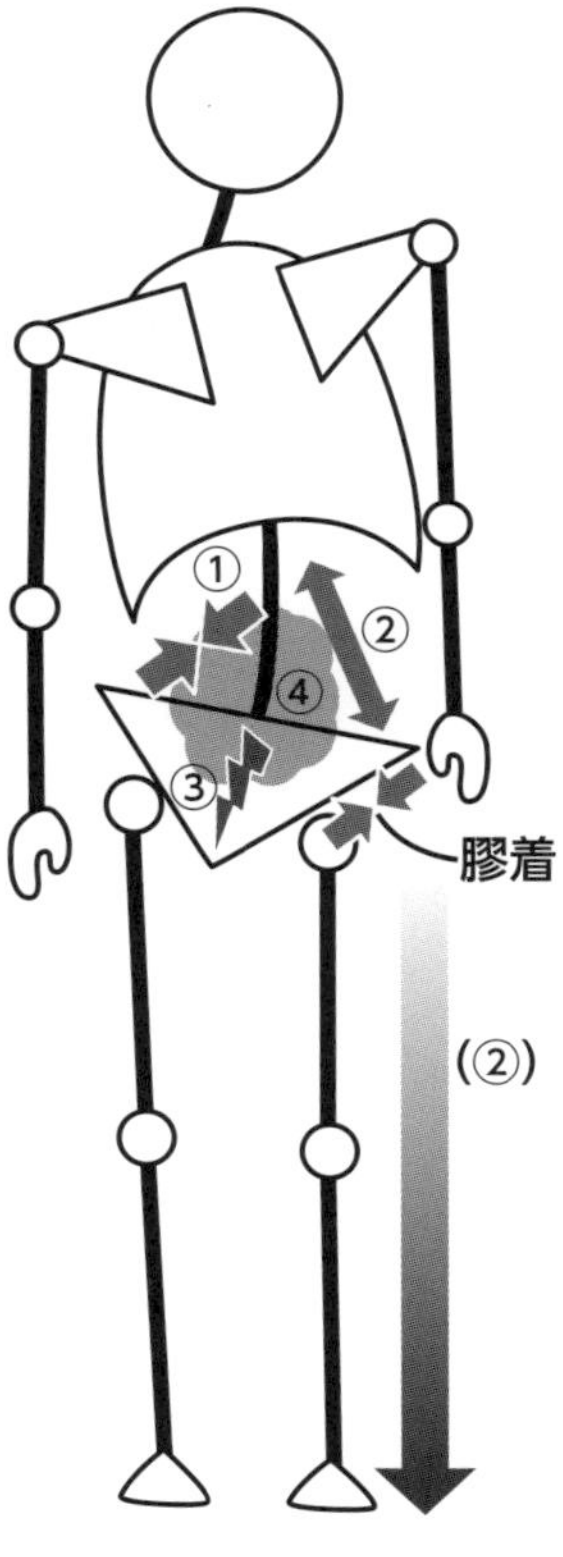

図Ⓐは右の中殿筋の筋膜に膠着がある場合の例です。実際は左の中殿筋の膠着が強かったり、両方の膠着が強かったり、その他のお尻の筋膜の膠着が強かったりと、さまざまなパターンがありますが、膠着が一番強く出やすい中殿筋のカラダへの影響をシンプルに表現してあります。

①骨盤からの歪みを支えるために、腰の筋膜に疲労が蓄積する

右の中殿筋の筋膜の膠着が骨盤を歪ませているとします。土台になっている骨盤が右に傾くので、重力にまかせれば上半身は右に倒れていってしまいます。上半身が倒れないようにするために、左の腰の筋肉、筋膜が緊張して支え続けなければなりません。そして左の腰に疲労蓄積して、腰の筋膜に膠着が生じます。この左の腰に重だるさや痛みが生じるのです。気づかない間に緊張が蓄積していくと、ちょっとしたことがキッカケで突然、激痛が走るようなこともあります。

②筋膜の繋がりにより、腰の筋膜が引っ張られる

お尻の筋膜の膠着が、繋がっている腰の筋膜を引っ張り緊張を生じさせ、張り感や固さを引き起こしています。筋膜は手編みのセーターのように繋がっているからです。この腰の筋膜の張り感は、激しい痛みというよりも、動かしづらさや重だるさを感じるのが特徴です。お尻の筋膜が膠着したままで、どんなに腰だけをほぐしても解消はされません。お尻の筋膜の膠着を解消すると、腰はスッと軽くなります。

③仙腸関節にズレや詰まりを引き起こす

お尻の筋膜の膠着が、骨盤の傾きとともに仙腸関節にひずみも生じさせます。また傾いてなくても長時間、上半身の重さがかかり過ぎたりなどして、仙腸関節に詰まりが生じていることもあります（図Ⓑ）。

この状態の特徴としては、仙腸関節の際に沿って、筋膜の膠着を触って確認することができます。これが前屈や後屈などの腰の動きを制限したり痛みを引き起こしたりします。座りっぱなしでいたり、立ちっぱなしでいたり、長い時間ジッとしていた後の動き始めに痛みが出たりします。またギックリ腰のように痛みが突然現れることもありますが、原因として、それ以前からお尻の筋膜の膠着は蓄積していたはずです。

④動かさないことで筋膜が固まり血流も悪くなる

寝たきりや、骨折でギブスをしているときなど、動かさないことでも筋膜は固まります。固まれば、重だるさを感じたり、動かすときに痛みが引き起こされたりします。腰の筋膜でも動かさないことで固まり痛みが生じていることがあります。

筋膜が固くなっていれば、血流は悪くなり、酸素も栄養も行き届きません。するとますます筋肉、筋膜は固くなっていくという悪循環に陥ってしまいます。

①～③のパターンでも筋膜は固くなっているので、血流は悪くなっています。痛みが出ない範囲で、動けるときは動かしていったほうが血流は改善され、筋膜の固まりも解消しやすくなります。動けないほど痛いときは、よく温めて血流をよくしたほうが筋肉・筋膜の緊張も取れやすく回復は早くなります。ここで述べたような腰痛の場合、痛みがあるからと冷やしてしまうと余計に筋膜を固めてしまい逆効果。反対にスポーツなどで使い過ぎの場合は、冷やしたほうが、張り感が取れたりすることもあります。判断基準は、冷やした後と、温めた後で、どちらが腰の痛みが楽になるかを感じてみることです。楽に感じられる方に効果があります。

3

症状別：腰痛

ほとんどの腰痛は、お尻の筋膜の膠着を解消すれば改善していきます。

ギックリ腰、腰椎椎間板ヘルニア、坐骨神経痛、腰の張り、重だるさ感などのほとんどが、お尻の筋膜の膠着が原因です。脊柱管狭窄症やすべり症などに関しては、ハッキリ言いきることはできませんが、そう診断されていても必ずしもそれが腰痛の原因になっていないケースもあります。

重篤な神経症状が出ていなければ、まずはお尻の筋膜の膠着を解消してからの改善具合を見てみてもいいかもしれません。

それでは、症状別に筋膜の状態を説明していきましょう。

◉ギックリ腰

西洋では「魔女の一撃」といわれています。突然、腰に痛みが起こり、動けなくなるほどの激痛が走ることさえあります。きっかけは、顔を洗うのに軽くかがんだりとか、くしゃみをしたりなどの小さい刺激で出ることが多いのです。それで、「魔女の仕業か⁉」となるわけですね。

動けなくなるほどの痛みですから、「腰が壊れてしまったのでは？」と思ってしまうのも無理はありません。ところが実は**ギックリ腰になった人は、腰以上に中殿筋が盛り上がってパンパンガチガチになっている**のです。また、仙腸関節にズレや詰まりが生じています。腰だけをいくら治療を施しても、なかなか解消はされません。

◉腰椎椎間板ヘルニア

腰痛で、腰椎椎間板ヘルニアと診断された方々の8割が、実は、原因はヘルニアではないと言われている整形外科医の先生もいます。腰痛ではない人の腰の画像診断をしても、3割にヘルニアが見つかったという報告もあるようです。

実際、私の治療院でも、腰椎椎間板ヘルニアで手術が必要と言われながらも、お尻の筋膜の膠着を解消することで腰痛がなくなり、手術の必要がなくなった方もいます。神経を圧迫して痛みが出ているのなら、24時間ずっと痛いはずでしょう。実は、腰椎椎間板ヘルニアと診断されていても、大抵は、お尻の筋膜の膠着を解消すると痛みはなくなります。つまり、ヘルニアであっても腰の痛みを生み出している原因は、お尻の筋膜の膠着にあるということなのです。

◉坐骨神経痛

座骨神経痛という診断でも、必ずしも坐骨神経に問題があるわけではないケースが非常に多く、梨状筋の筋膜の膠着が坐骨神経を圧迫している場合が多くあります。そもそも、痛みやしびれ感を感じるラインが太もも裏の座骨神経のラインでなく、太ももの前側や外側ラインなど、坐骨神経の説明ではつじつまが合わないケースも多々あります。これも、お尻の筋膜の膠着を解消すれば改善していきます。

お尻の筋膜の膠着を解消すれば、腰痛は楽になります。「お尻もみ」で腰痛解消と腰痛にならないカラダ作りをしていきましょう。

4

ひざ痛はなぜ起こるのか

ひざ痛は、主にお尻の筋膜の膠着による次の4つが原因で引き起こされています。

①筋膜の張力の繋がりにより、ひざ関節周囲が引っ張られている

②筋膜の張力のアンバランスで、ひざ関節にねじれを引き起こしている

③骨盤、股関節の歪みが、ひざ関節に負荷をかける

④ひざ周りの筋膜も膠着して関節が締めつけられている

この4つのどれが引き起こされているかによって、ひざ痛の症状が決まります。

①筋膜の張力の繋がりにより、ひざ関節周囲が引っ張られている

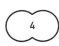

お尻の筋膜の膠着が、ひざ下まで繋がっている筋膜を引っ張り、ひざ関節周りに痛みや動かしづらさを引き起こします。この場合、痛みは、ひざの外側下やお皿の上下に現れやすいです。とくに中殿筋と大腿筋膜張筋の筋膜の膠着は、太ももの外側の腸《ちょう》脛《けい》靭《じん》帯《たい》を通して、ひざ外側下を強力に引っ張っていることがあります。

この結果、太ももの筋肉の疲労が溜まっていたり、ひざ関節周囲に繋がっている筋膜が引っ張られて緊張が強くなったりします。それによって体重をかけた時、ひざを曲げ伸ばしする時に痛みが起こるようになります。

お尻の筋膜はひざにつながっている

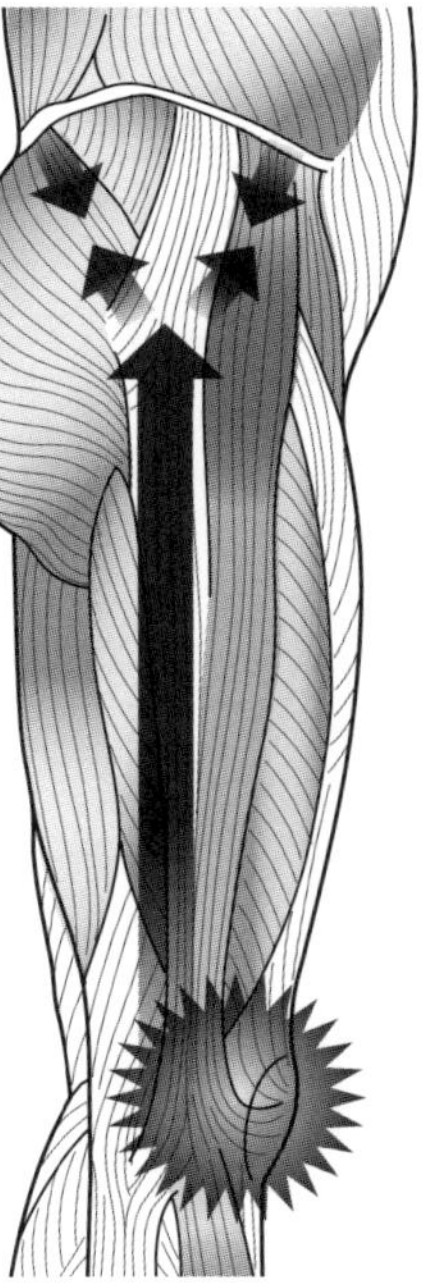

②から④のような、ハッキリわかるような足の歪みは見られません。このケースは、お尻の筋膜の膠着を解消すれば、緊張が取れるので痛みはすぐに取れます。

②筋膜の張力のアンバランスで、ひざの関節にねじれを引き起こしている

本来ひざ関節は前後の曲げ伸ばし（屈曲伸展）の方向にしか動くようにできていません。ところが、お尻の筋膜の膠着が筋膜の繋がりによって、すねの外側を引っ張ると、ひざにねじれが引き起こされ、ひざ関節に負担がかかります。結果として、ひざの内側上下が引っ張られて痛みが生じるのです。ひざの動きとしては、つま先よりひざが内側に入りやすい傾向があります。

ひざの内側の痛みなので、年齢が高い方の場合、加齢によるもの、半月板の変形や軟骨がすり減っているため、といった診断がされがちですが、実際はお尻の筋膜の膠着が原因です。しかし、このような状態が長い期間続けば、本当の半月板や軟骨の変形につながってしまいます。そうなる前にお尻の筋膜の膠着は解消しておきましょう。

また、足の使い方が癖になっていることも多いので、普段から歩く時や階段を上り下りするときなどでも、膝がつま先（足の人差し指）と同じ方向に曲げるよう心がけ

お尻の筋膜の膠着がひざ関節にねじれを引き起こす

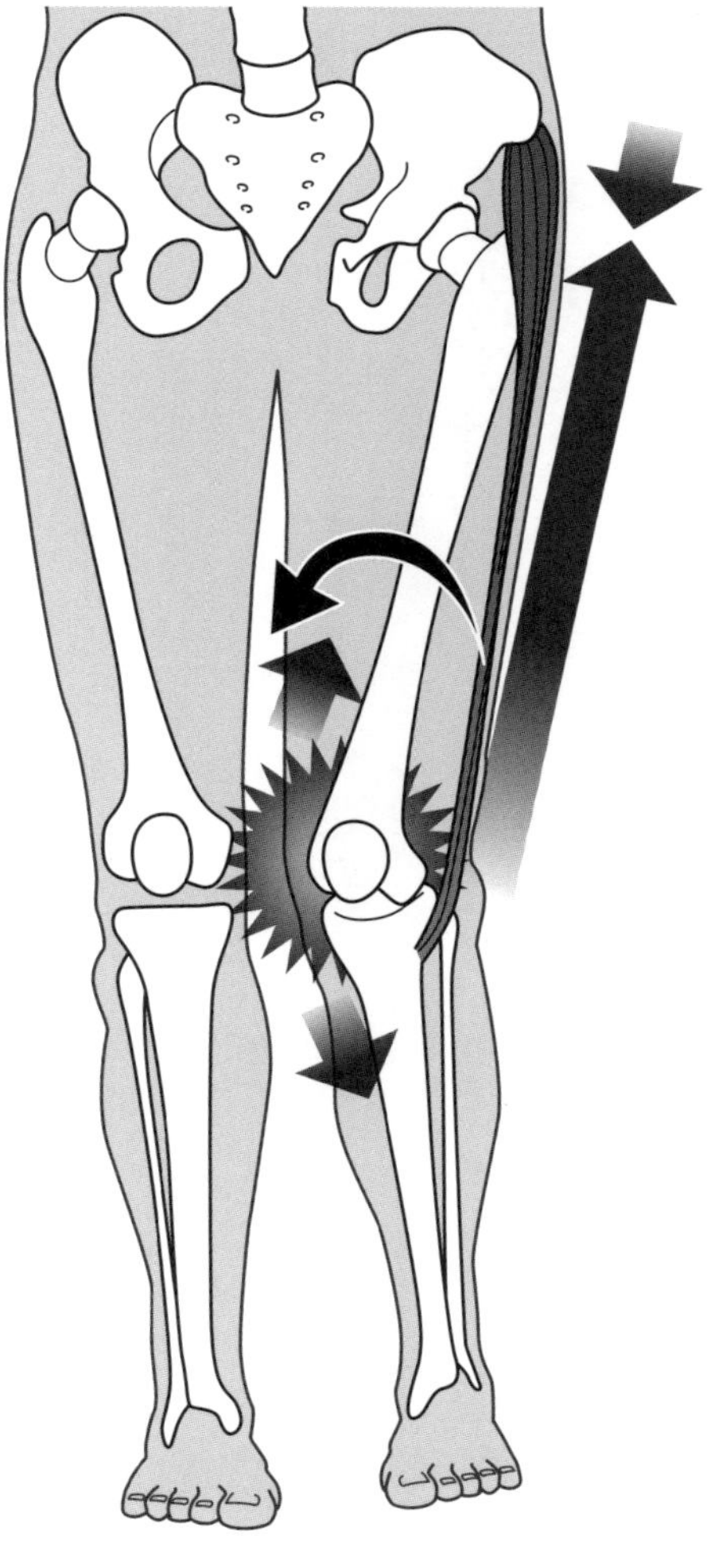

てみてください。ひざの負担も少なくなり、カラダの動きも効率よくなり、年齢を重ねても長く歩けるカラダを保てるようになります。

③骨盤、股関節の歪みが、ひざ関節に負荷をかける

股関節が歪むと脚の長さが変わります。すると、片方の脚に負担がかかりやすくなります、短くなっている脚に体重が乗っていることが多かったり、反対に長くなっている脚の方が突っかかって負担が強くかかったりします。その結果、ひざに曲げ伸ばししづらい感じや、ギシギシとした痛さを感じます。

このような状態も長い期間続くと、ひざの関節に負担がかかり、半月板や軟骨に変形やすり減りが生じてしまいます。軟骨がすり減っていたり、半月板の変形が起きていたりしても、お尻の筋膜の膠着を解消すれば、程度にもよりますが痛みは和らいで動きも改善します。

しかし、半月板や軟骨を根本的に元に治すことはできません。こうなってしまう前に、お尻の筋膜の膠着を解消して骨盤、股関節の歪みを整えて、体重をバランスよく脚で支えられるようにしておくことが大切です。

④ひざ周りの筋膜も膠着して関節が締め付けられている

高齢の方では、ひざ周りの筋膜そのものが膠着して、ひざ関節が圧縮されて固められた状態になっている傾向が見られます。理由はよくわかりませんが、加齢とともに筋膜の膠着が強くなってくるようです。

この状態④は、お尻の筋膜の膠着が、①ひざ関節周囲を引っ張る、②ひざ関節にねじれを起こす、③骨盤、股関節を歪ませひざに負担をかける、といった3つの状態が複合的に起こった上で生じています。

ひざ関節の内側の筋膜が膠着するため、ひざが少し曲がった状態で固まり、多くはひざの内側中央やひざの裏側に痛みが生じています。こうなると、半月板や軟骨の変形が進み始めていることに注意しなければなりません。症状が進行してひざが変形してくると脚は明らかなO脚になり、ひざ周りの筋膜はガチガチに固まっていて、ボワッと腫れぼったくなっています。

ひざは曲げられなくなり、ちょっとした段差の上り下りでも痛みが生じたりします。水が溜まることもありますが、これは筋膜が固まっているために流れが悪くなっているためです。

ひざ周りの筋膜そのものが膠着して関節が固まっている

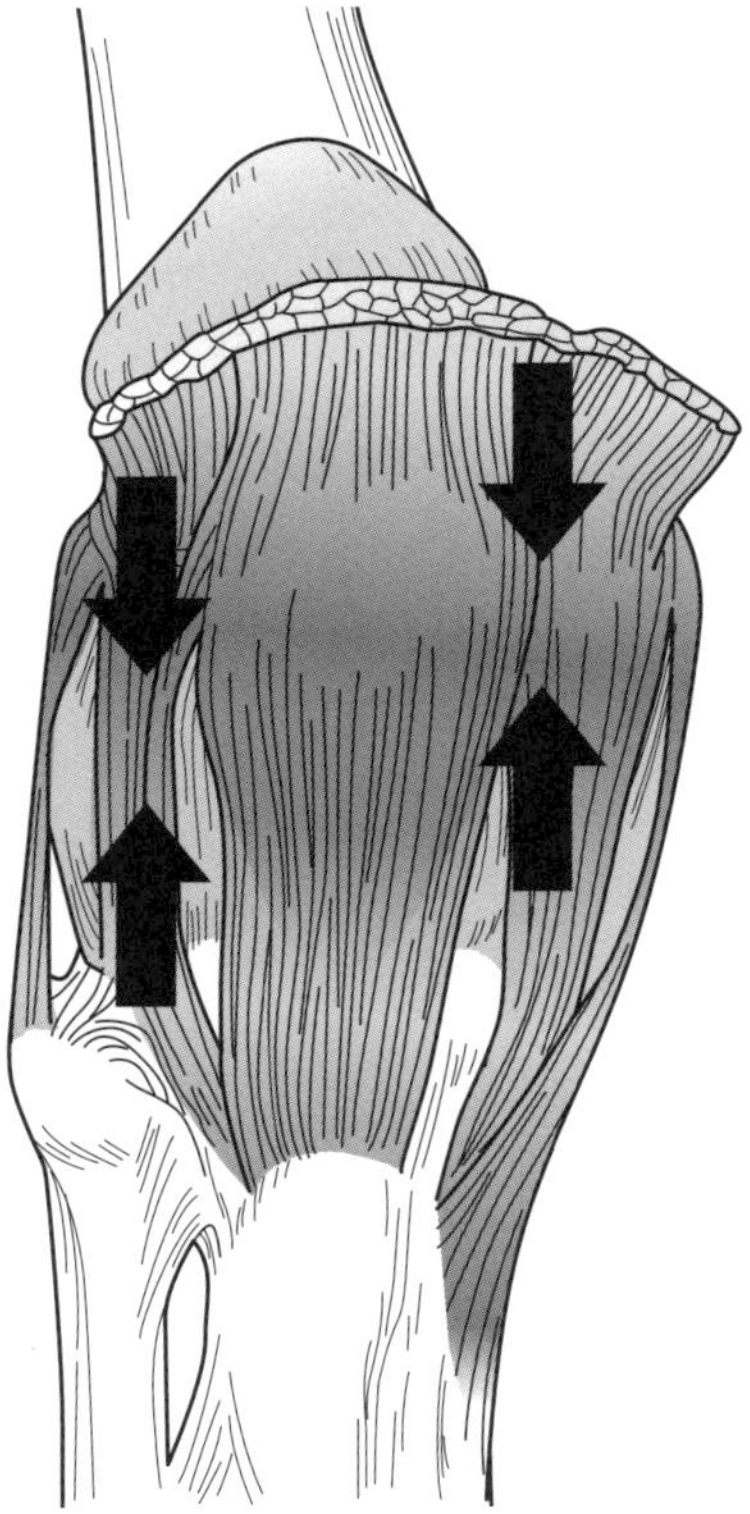

筋膜の膠着を解消すると水も流れて、腫れが引いていきます。変形しきってしまうと完全に治すことは難しいですが、お尻の筋膜の膠着を解消すれば、仰向けで脚を閉じても握りこぶし1個分以上だったひざの開きが、指1本分に閉じられるようになることもあり、動きや痛みもかなり楽になります。

ひざの痛みが、お尻の筋膜の膠着からどのように引き起こされているか、色々なパターンがあることをご理解いただけたでしょうか。

これで、ひざの痛みや不具合を治すために、お尻の筋膜の膠着解消が欠かせない理由がハッキリしたのではないかと思います。ひざの痛みは、必ずしも、ひざそのものに原因があるわけではなく、ほとんどは、お尻の筋膜の膠着が原因になって引き起こされているのです。

ぜひ、ひざをよくするためにも、予防のためにも、お尻もみ習慣を実践していきましょう。

5

冷え・むくみ

キツキツのブーツを履いて、治療院にいらっしゃったクライアント様が帰りがけによく言われます。

「あっ、ブーツがスッと履ける！」

施術で脚には一切触れていないにも関わらず、お尻の筋膜の膠着を解消しただけで、脚がスッキリしてしまうのです。

施術を継続して受けられている方からは、「そういえば、足の冷えを感じることがなくなった」というお話もよく聞きます。冷え・むくみは、お尻の筋膜の膠着によって、脚全体の筋肉、筋膜が固くなり、血液やリンパの流れが滞ってしまうために起こります。血管やリンパ管も筋膜に包まれて位置づけられて、走行しています。筋膜が固くなってしまうと、ねじれたホースでは水が流れづらいように、血液やリンパの流れが滞ります。筋膜を本来の柔らかさに戻してあげると、新品のホースで水がスーっと流れるように、血液やリンパの流れもスムーズになるのです。

上半身を起こして活動している人間は、足に流れた血液を重力に逆らって心臓に戻さなくてはなりません。心臓ポンプの圧力は末端までしか届かず、末端から心臓への道である静脈には収縮力はありません。そのため血液を心臓に戻すためには、並走している動脈の拍動や、筋肉の収縮で、静脈に圧力をかける必要があります。足から血液を上半身に戻すためには、ふくらはぎをよく動かして収縮させ、静脈に圧力をかける必要があります。ふくらはぎが「第二の心臓」と呼ばれるゆえんです。

しかし筋膜が固くなって筋肉の動きも悪ければ、静脈やリンパ管の流れも滞りやすくなってしまいます。流れが滞れば、むくみ、冷えが生じてしまいます。

そのため、まずは、お尻の筋膜の膠着を解消するのが効果的です。そして何より歩くことがふくらはぎの筋肉をよく動かし、血液・リンパ液を押し流してくれます。

ぜひ、お尻もみ&ウォオーキングで、美尻&美脚を目指してみてください。

6

生理痛・月経不順・不妊症（男女）

骨盤は、新しい生命が生み出される聖なる器です。その骨盤を支えているのは、お尻の筋膜です。

これまで、妊婦さんの施術もしてきましたが、妊娠中の腰痛や肩こりに悩まされることもなくなり、快適に過ごせるようです。妊婦さんの施術をしていて、非常に効果がわかりやすいのが、妊娠中のお腹の張りです。お尻の筋膜の施術をしていると、その場でお腹の張りがスーッと取れて柔らかくなるのです。すると、赤ちゃんは動きやすくなるのか、モニョモニョしだします。

妻が妊娠中、お腹が張ってしまって下がってきそうな感じになってしまった時も、お尻の筋膜をゆるめてあげるだけで、おさまったことがあります。

これらのことから、お尻の筋膜をゆるめることで、子宮の緊張もゆるむのではないかと推測しています。もちろんなにか異常を感じた時は、すぐにかかりつけの産婦人科に行くようにしてください。

筋膜の膠着を解消すると血流がよくなります。

血流がよくなれば、カラダはよく温まります。詳しい仕組みは不明ですが、血流が改善されることで、内臓諸機能が改善したり、ホルモンバランスが整ったりするようです。

実際、生理痛も軽くなります。筋膜以外の要因も整える必要はありますが、生理周期が乱れている方も、本来の周期に戻ります。

不妊治療では夫婦での体質改善が重要です。お尻の筋膜の膠着解消は、男性の精子の数や活発さにも変化が現れるようです。

正直なところ、これらの効果を証明するには、きちんとしたデータを集める必要がありますが、いずれにせよ、お尻の筋膜の膠着を解消してカラダのバランスを整えておくことは、おおいに役立つことでしょう。

7

肩こり、片頭痛、胃腸機能の低下

これらの症状は、血液・リンパ液の流れ、内臓などの機能を直接低下させている筋膜の膠着を解消する必要があります。しかし、お尻の筋膜の膠着が解消されていないと、重力に対してバランスの崩れたカラダを支える負担が余分にかかり、再び筋膜の膠着が生じてしまいます。また、お尻の筋膜の膠着は遠く離れたところにも影響しています。そのため、お尻の筋膜の膠着解消が改善度を高めることになるのです。

◉肩こり

肩こりは、カラダの前後左右の傾きが原因で、首と頭を支える負担が強くなり引き起こされています。その偏りが大きいほど肩こりの症状が重くなる傾向があります。肩こりを解消するためには、肩の筋膜の膠着そのものを解消する必要があります。

しかし、お尻の筋膜の膠着を解消しないで骨盤が傾いたままの状態では、再び肩こりは現れることになってしまうのです。肩だけのアプローチよりも、お尻へのアプローチを組み合わせた方が、肩こりは出にくくなります。

◉四十肩・五十肩

四十肩・五十肩で最初にお伝えしておかなければならないのは、痛みの出ている場所に根本的な原因はないということです。実際、痛い所を直接施術していて、その場所の痛みが取れると、違う場所に痛みが出てくるといったことが起こります。痛みを感じている場所に損傷や炎症が起きているわけではないからです。

損傷や炎症で痛いのなら、施術をしている最中に痛みの場所は移りません。根本的な原因の多くは、首の根元の肩の部分の膠着です。ただこれに関しても、お尻の筋膜の膠着を解消しておいた方が、肩の膠着も取れやすくなり、再発もしづらくなります。

◉片頭痛

原因不明の片頭痛は、ほとんどが首の骨（頚椎）のズレと首肩こりです。この筋膜の膠着を直接解消すれば、頭痛は出なくなります。全身の土台である骨盤が傾いていれば、首のズレも起こりやすくなります。やはり、お尻の筋膜の膠着の解消は必要です。症例として、中殿筋の筋膜の膠着を解消しただけで、側頭部の片頭痛が取れてしまったことがあります。実際、筋膜はお尻から頭までつながっているので、お尻の筋膜の膠着が頭の筋膜の緊張を作り出していたとも考えられます。

◉胃腸機能の低下

お腹の痛みや張り、便秘症や下痢症など、胃腸の調子が悪くて、薬を飲むなどしても、なかなかよくならなかったにもかかわらず、お尻の筋膜の膠着の解消で改善することがよくあります。治らないといわれていた潰瘍性大腸炎の症状があった患者さんが、お尻の筋膜をゆるめるようになってから、炎症が半分になったこともあります。

このような病院で原因不明といわれている症状には、筋膜の不具合が原因になっている可能性も否定できないかもしれません。ねじれたホースのように、筋膜の膠着が血流を悪くして内臓の働きを低下させるからです。胃腸の働きは、お尻の筋膜と、腰や背中の筋膜の膠着も解消することで改善しますし、さらに働きもよくなります。

8

意外な効果①
スポーツのパフォーマンスアップ

筋膜の膠着を解消すると、スポーツなどのパフォーマンスが一段と向上します。カラダを酷使していると、筋膜の膠着が蓄積します。例えば、バレエダンサーのような柔軟性のあるカラダでも、中殿筋の筋膜が固まりきっていることがあります。中殿筋がダンスにおいて非常に酷使されるところだからです。この筋膜の膠着を解消すると、脚がさらに上がるようになり、歪みも改善され、中心軸が安定します。筋膜の本来の張力が回復し、カラダのバネが取り戻され、軽々と動けるようになるのです。

走る動作などは、中殿筋が固まっているとそれ自体が股関節のブレーキになってしまい、動きを鈍らせます。これではブレーキを踏みながら、アクセルを踏んでいるようなものです。筋膜の膠着というブレーキをゆるめれば、アクセルをちょっと踏んだだけでスムーズな加速ができるように、カラダを動かすことが可能になるのです。

9

意外な効果②

メンタルヘルスを助ける

「心と体はつながっている」という経験は、誰でもしたことがあると思います。

大事なプレゼンの直前に緊張して、首と肩がこわばったり、顔が引きつって声が震えたりすることもあるでしょう。ゴルフのショットで、もっと遠くへ飛ばしてやろう、なんて思った瞬間、ボールは思いもよらぬ方向へ飛んでいくこともあります。

ストレスが溜まっている時などは、胃腸の調子が悪くなることもあります。休日に家でくつろいで、カラダが脱力してダラーっとし過ぎて、動きたくても動けないくらいのときもあるかと思います。

心の状態がカラダに現れているのです。

心がカラダの姿勢を作り出していることもあります。

落ち込んでいる時は、ガクンと肩を落とし、うなだれているでしょう。怒っている時は、肩が持ち上がって首を前に突き出して、今にも攻撃しそうな勢いです。恐れている時は、肩をすぼめて背中を丸め、身を守ろうとしているかのようです。

もし、このような状態が長期間持続すると、その姿勢のままで筋膜が固まってしまうことがあります。

そうなると、心が姿勢を作り出すのではなく、姿勢のほうが心の状態を作り出すようになってしまうのです。別に怒るような出来事は何も起きていないのになぜだか怒りっぽかったり、とくに落ち込むような出来事は何も起きていないのに気分が凹みがちだったりと、心に変化が起こるような出来事は何も起きていないにもかかわらず、姿勢から心の状態が生み出されることがあるということです。

なんでこの人、こんなにイライラしているのだろうという人は、背中の肩甲骨の内側や首の根元に、筋膜の膠着があります。

逆に、いつも背中を丸めてうつむき加減の姿勢でいると、理由もないのに落ち込んだ気分になりやすくなります。

長時間のパソコンワークで両肩が持ち上がり、首が前に突き出しているような姿勢で固定されれば、イライラもしやすくなるのかもしれません。

通勤電車でイライラしている人をよく観察してみると、肩の筋膜が膠着していて、そのような姿勢で固まっている方がとても多いのです。

◉筋肉の鎧を脱ぎ捨てよう

精神分析家であるヴィルヘルム・ライヒは、過去の抑圧された欲望や感情が筋肉の緊張や硬さとして現れると考えました。これを**「筋肉の鎧」**と言います。

実際に私も施術でたくさんの方たちのカラダを触ってきて、本当はこうありたいという気持ちを抑えている心の状態や、葛藤、抑圧された感情などが、カラダの固さとして現れているのを感じることがあります。

ごく稀に、長い間そのままだった筋膜の膠着が解消された瞬間、涙がスーっとこぼれ落ちてくる方もいます。また、過去のある出来事によって引き起こされた感情が、筋膜の膠着とともに記憶されているのではないかと考えられることがあります。施術中、その筋膜の膠着にアプローチしていると、関連する過去の思い出が浮かび上がってきて話をされる方もいるからです。ちょっと不思議な話かもしれませんが、私たちのカラダにはそうした記憶の引き金としての筋膜の膠着が残っているのかもしれません。

筋膜で作られている姿勢が、心の状態や感情を生み出していることがあるのです。そのような場合、**筋膜の膠着を解消して、姿勢を整えていくと、心は解放されてバランスの整った状態になります。**

顔のこわばりが取れてきて、表情が穏やかになっていくのがわかります。

反対に、いくら筋膜の膠着を解消してカラダのバランスを整えても、心の状態が変わらなければ、ふたたび筋膜の膠着を引き起こすことにもなりかねません。

施術を受けた後は、腰の筋膜の膠着が解消されて痛みも取れスッキリして帰られていくのですが、また1週間後には同じ状態になるというのを繰り返している会社員の方がいらっしゃいました。ところが、仕事が長期休暇に入った瞬間、腰の痛みはキレイさっぱり消えてなくなったのです。そして不満を抱えた仕事を再開すると、また同じ状態に戻ります。

このようなケースでも、筋膜の膠着を解消してカラダを整えていくと、心にも余裕が出てきて症状が出なくなってくることが多いのですが、時間はかかります。

やはり、根本的な心の持ち方を変えていく必要もある、というのが正直なところです。**心と筋膜はつながっている**のです。

筋膜コンディショニング体験コラム❹

30年間悩まされてきた肩こりから解放されました

山下千珠さん（50代）

30年間、肩こりに悩まされ続けてきました。こちらに通うようになって、もう2年半以上になります。こちらに来る前にも5、6か所は他の治療院などに行きました。

どこも、やってもらった直後はラクにはなるのですが、すぐにまた肩が凝ってきます。こんなものなのかな、と半ば諦めの境地でした。

そんな時に、たまたまテレビで筋膜のことを知りました。肩こりは、ミルフィーユの層のようになっている筋膜がくっついてしまっているのが原因とのことでした。それで筋膜をネットで検索して、こちらの治療院を見つけたのです。

それまでに受けていたマッサージとは効果の違いを実感しています。私の肩こりは、おばあちゃんも母もずっと肩こり持ちなので、遺伝なのではと思うほど。でも、今は肩こりを自覚することはなくなりました。

会社からも近いので、2週間に1回のペースで身体のケアとして通っています。初めて施術を受けたときはとっても痛かったですね。今でも痛いですけどね（笑）。

仕事はずっと座ったままでパソコンもよく使いますし、ゴルフもやっているので、体のメンテナンスは欠かせません。今までプレー後は、身体のバランスが崩れるためか首や肩が凝っていましたが、それも施術を受けるようになってからはほとんど出なくなりました。

お尻の施術を受けた後は、脚の曲げ伸ばしがすごくラクになります。

そういえば、以前よりもゴルフのショットでボールが真っすぐ飛ぶようになった気がします（笑）。

シャーロックホームズも筋膜を知っていた？

駅や街中で、カバンを持っている人たちを観察していると、日々その人がどういうカバンを使い、どういう持ち方をしているかで、カラダの歪み方が決まっているのが見て取れます。

手提げカバンをいつも右手に持っているのか、左手に持っているのか。

ハンドバッグを右ひじにかけているのか、左ひじにかけているのか。

ショルダーバッグを右肩にかけているのか、左肩にかけているのか、あるいは、右肩から左の腰へ斜めにかけているのか、その逆か。

キャリーバッグを右手で引いているのか、左手で引いているのか。リュックなのか。

というように日々の何気ないカバンの持ち方、使うカバンの種類によってカラダのカタチが決まってくるのです。これは、カバンに限らず、毎日のデスクワークの姿勢、スマートフォンをいじっている時の姿勢、家でのくつろいでいる姿勢というように、日常生活でのちょっとしたカラダの使い方が、カラダの状態を作っています。

スマートフォンを持っているだけの手に疲労が蓄積して、その筋膜の膠着が不調を作り出していることさえあります。

ということは、カラダの状態を見れば、その人の日常生活が見えてしまいます。

治療院に来たクライアント様のカラダを見て、

「いつもソファの右側のひじ掛けに寄りかかっていませんか？」

「テレビはいつも左よりの方向に見ていませんか」

「仕事で脚は右側にあって、左向きでパソコンしていませんか？」

などと尋ねると、

「先生、なんでわかるの！？」と驚かれます。

「いつも、あなたのことを見ているからですよ」（笑）

「怖っ！」

といって笑い合っています。

あとがき

いかかでしょうか？　カラダの様々な痛みや不調の原因があるなんて思いもよらなかった場所。

お尻が、こんなにもカラダ全体に影響していたのです。

カラダの部位で意識が行き届いているところは、固まりづらい傾向があるようです。反対に、あまり意識が行き届いていていないところは、固まりやすい傾向があるようです。痛みなどの症状が出るところは、意識が行き届いていてなくてコントロールできていなかった部位であることが多いのです。痛みが出てから、意識が強く向くようになります。もしかしたら痛みは、カラダをもっと意識してコントロールしたほうがいいよと教えてくれているシグナルなのかもしれません。

カラダの中でも、とくに感覚の鈍いところである、お尻に意識が向くということは、カラダ全体のコントロール力を高める秘訣であるかもしれません。

カラダだけに関わらず、今まで気づかなかったことに、気づくということは、大きな変化を得られるキッカケなります。気づくことで変わることができるのです。

今回、私が本書を書こうと決意したのは、今まで気づかれていなかったことに気づいていただきたかったからです。

本当は治るものなのに、筋膜というものがうまく伝わらないがために、痛みや不調を抱えたままでいる人たちの姿を見ていることに、とてももどかしさを感じていた時期があります。理解しづらい筋膜の概念を、もっとわかりやすく伝えなければ、それで少しでも多くの方たちが、抱えている痛みや不調を改善する手がかりになっていただければと思ったのです。今まで見過ごされてきた筋膜というものの働きに気づくだけでも、カラダの痛みや不調の、悩みや不安が軽減されるかと思います。

お尻もみを習慣にするだけでも、痛みや不調が改善されていくでしょう。さらに本来持っているカラダの能力を引き出すキッカケにもなるかと思います。

治るはずの痛みや不調を抱えたまま、何十年と長い人生を過ごすのは、とてももったいないことです。また「未病治」という言葉があるように、なる前に治しておく、日々のコンディションを整えておく、ということが大切です。

筋膜を整えて、本来のカラダの「構造」を取り戻せば、本来のカラダの「機能」を取り戻すことができます。

カラダというのは、あなたの人生の土台です。**筋膜を整えると人生の質が高まります。日々のカラダの軽快さは、あなたの人生の質を確実に高めてくれる**ことでしょう。

最後まで、この本を読んでくださりありがとうございました。

また、この場をお借りして、30年以上培われてきた筋膜マッサージ®の技術を、今でも惜しみなく指導してくださる磯崎文雄先生に深く感謝申し上げます。出版の際にお世話になった方々、治療院に信頼して通ってくださる患者さん、みなさまに心より感謝申し上げます。そして、いつも笑顔の家族へ、ありがとう。

〈参考文献〉

『脳と心の正体』
ワイルダー・ペンフィールド（著）／塚田裕三・山河宏（共訳）／文化放送

『アナトミー・トレイン　第２版　徒手運動療法のための筋筋膜経線』
トーマス・W・マイヤース（著）／板場英行・石井慎一郎（訳）／医学書院

『解剖学』
社団法人　東洋療法学校協会（編著）／
河野邦雄・伊藤隆造・堺章（著）／医歯薬出版株式会社

『ROLFING』
Ida P. Rolf. Ph. D. ／ Healing Arts Press

『分冊　解剖学アトラス　Ⅰ運動器』
ヴェルナー・プラッツァー（著）／長島聖司（訳）／文光堂

『臨床で毎日使える　図解　姿勢検査法』
新関真人（著）／医道の日本社

『動きの解剖学』
Blandine Calais-Germain（著）／仲井光二（訳）／科学新聞社

装丁　鈴木大輔（ソウルデザイン）
撮影　小原孝博
モデル　中谷いづみ
イラスト　撫子　凜
本文デザイン・DTP　新田由起子、徳永裕美（ムーブ）
校正　鷗来堂
衣装協力　ボディーアートジャパン
編集協力　黒坂真由子

[著者]

宇田川賢一（うだがわ・けんいち）

筋膜治療師「FIELD RIVER 筋膜治療院」院長。

1973年東京生まれ。

あん摩マッサージ指圧師。鍼灸師。米国NLP協会認定マスタープラクティショナー。

受験生の頃に母をがんで亡くした経験から「生きることの土台であるカラダ」の大切さに気づき、エアロビクスを始める。インストラクターとして運動の楽しさを伝える一方、競技者としても活躍。しかし、カラダを追い込みすぎて膝を故障してしまう。多くの有名な治療院に通うも歩けないまま2ヶ月。ついに出会った「筋膜マッサージ」で痛みがあっという間になくなったことに感動し、2003年、競技引退後に筋膜治療師の道へ進む。

現在は赤坂にある治療院で年間のべ1200人、アスリート、プロダンサー、モデル、経営者、世界的アーティストらのサポートから、OL、主婦、ビジネスマン、お年寄りのケアまで、一人ひとりのカラダに合わせた治療、ボディメンテナンスを行っている。

痛みがとれるだけでなく、「姿勢がよくなった」「仕事がはかどるようになった」「若く見られるようになった」と評判。

お尻をもむだけで痛みの９割は消える
――つらい痛みの元凶は「筋膜」にあった！

2016年９月29日　第１刷発行

著　者――宇田川賢一
発行所――ダイヤモンド社
〒150-8409　東京都渋谷区神宮前6-12-17
http://www.diamond.co.jp/
電話／03･5778･7234（編集）　03･5778･7240（販売）
製作進行――ダイヤモンド・グラフィック社
印刷――――加藤文明社
製本――――ブックアート
編集担当――高野倉俊勝

ISBN 978-4-478-06961-5